家庭急救指南

FIRST AID

日本湘南急救中心 著

崔斌 译

江西科学技术出版社

图书在版编目（CIP）数据

家庭急救指南 / 日本湘南急救中心著；崔斌译. --
南昌：江西科学技术出版社，2023.7
  ISBN 978-7-5390-8590-6

  Ⅰ.①家… Ⅱ.①日…②崔… Ⅲ.①急救—指南
Ⅳ.①R459.7-62

中国国家版本馆CIP数据核字(2023)第087398号

国际互联网（Internet）地址：http://www.jxkjcbs.com
选题序号：KX2023064
版权登记号：14-2023-0010
责任编辑 魏栋伟
项目创意/设计制作 快读慢活
特约编辑 周晓晗 王瑶
纠错热线 010-84766347

SHONAN ER GA OSHIERU TAISETSU NA HITO O MAMORU TAME NO
OKYUTEATE
© SHONAN ER 2022
First published in Japan in 2022 by KADOKAWA CORPORATION, Tokyo.
Simplified Chinese translation rights arranged with KADOKAWA
CORPORATION, Tokyo through FORTUNA Co., Ltd.

家庭急救指南

日本湘南急救中心 著　　崔斌 译

出版发行	江西科学技术出版社	
社　　址	南昌市蓼洲街2号附1号 邮编 330009	
	电话:(0791) 86623491 86639342(传真)	
印　　刷	天津联城印刷有限公司	
经　　销	各地新华书店	
开　　本	710mm×1000mm　1/16	
印　　张	12	
字　　数	130千字	
印　　数	1-8000册	
版　　次	2023年7月第1版　2023年7月第1次印刷	
书　　号	ISBN 978-7-5390-8590-6	
定　　价	65.00元	

赣版权登字-03-2023-78　版权所有 侵权必究
(赣科版图书凡属印装错误，可向承印厂调换)

日本湘南急救中心的
医生们

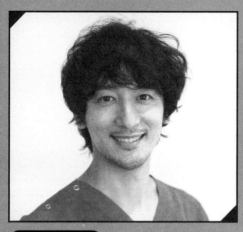

关根一朗

擅长向病人简洁明了地说明病情或伤情。"亲切和正确一样重要。为了让面前的病人展露笑脸,我要做一名思维敏捷、做事灵活的急诊医生。让他们今天比昨天好,明天比今天更好。"

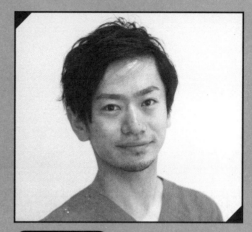

福井浩之

平日里随性自由,一旦有情况能立即进入工作状态。越忙的时候越不忘露出笑容。"经常思考病人最担心的是什么,自己能做什么为他们排忧解难。"

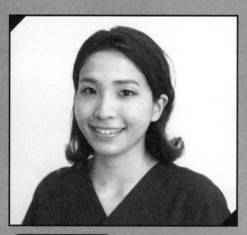

佐佐木弥生

擅长把伤口缝合得特别漂亮,是一位人美心善的急诊科医生,经常通过与病人聊天缓解其紧张的情绪。"我特别喜欢小孩,最近在给小学生讲BLS(基本救命术),看着孩子们那么认真地学习,我特别开心。"

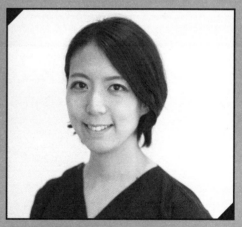

寺根亚弥

这是一位"养娃工作两不误"的医生妈妈,育有一个孩子。擅长急救治疗。"正因为我自己也是妈妈,所以在治疗时特别留心和关照像我一样的妈妈和有孩子的家庭。"

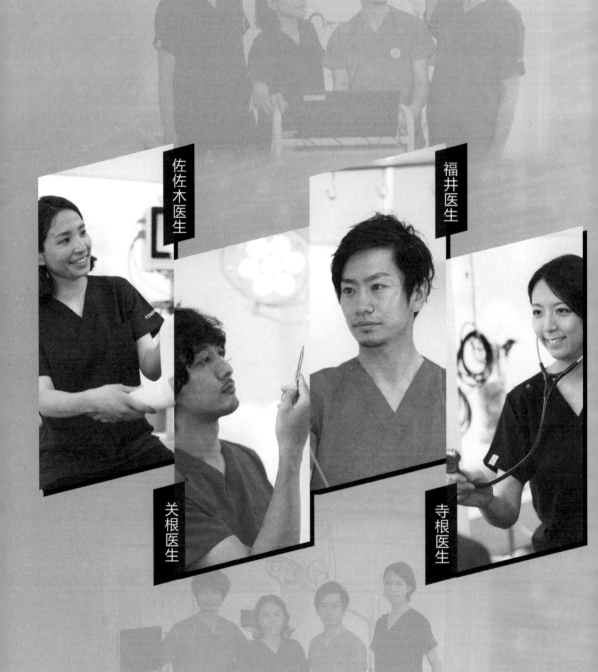

佐佐木医生

福井医生

関根医生

寺根医生

紧 急 联 系 卡

记录时间　　年　　月　　日

本人姓名

性别　　男　女	出生日期　　年　　月　　日
电话	过敏

本人住址

宿疾

常去的医疗机构名称

电话

▼ 我发生意外时的紧急联系人

① 姓名　　　　　　　　关系（　　　　）
　　电话

② 姓名　　　　　　　　关系（　　　　）
　　电话

紧 急 联 系 卡

记录时间　　年　　月　　日

本人姓名

性别　　男　女	出生日期　　年　　月　　日
电话	过敏

本人住址

宿疾

常去的医疗机构名称

电话

▼ 我发生意外时的紧急联系人

① 姓名　　　　　　　　关系（　　　　）
　　电话

② 姓名　　　　　　　　关系（　　　　）
　　电话

紧 急 联 系 卡

记录时间　　年　　月　　日

本人姓名

性别　　男　女	出生日期　　年　　月　　日
电话	过敏

本人住址

宿疾

常去的医疗机构名称

电话

▼ 我发生意外时的紧急联系人

① 姓名　　　　　　　　关系（　　　　）
　　电话

② 姓名　　　　　　　　关系（　　　　）
　　电话

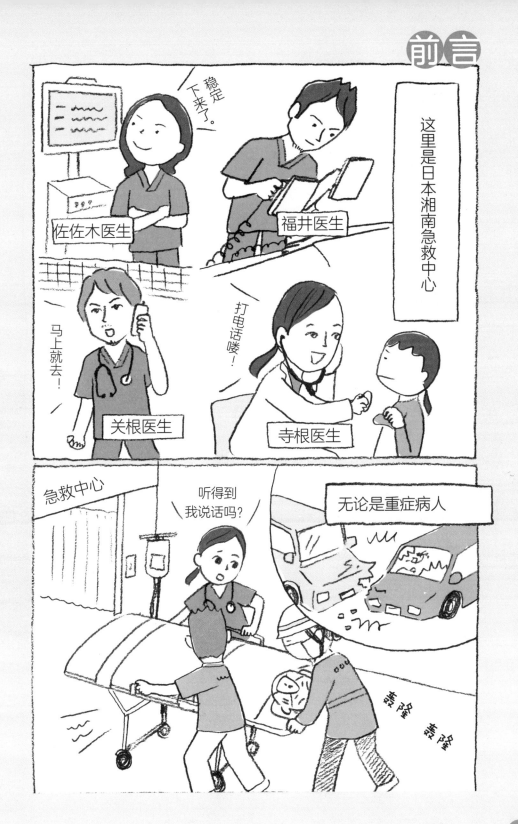

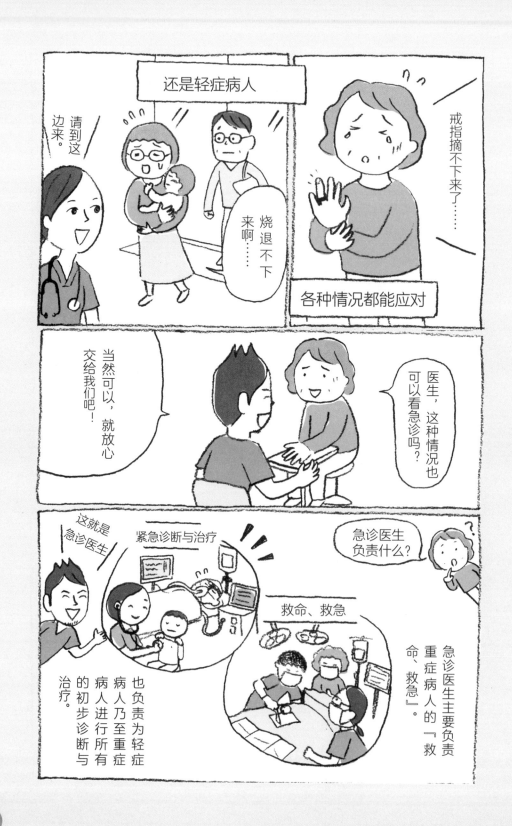

案例1　戒指摘不下来了

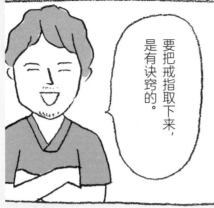

要把戒指取下来，是有诀窍的。

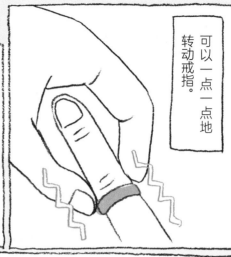

可以一点一点地转动戒指。

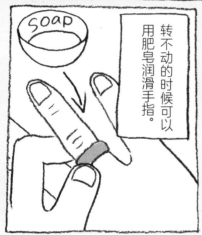

转不动的时候可以用肥皂润滑手指。

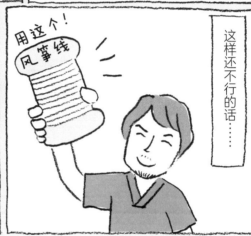

这样还不行的话……

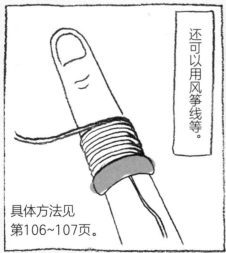

还可以用风筝线等。

具体方法见第106~107页。

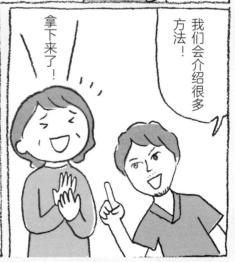

我们会介绍很多方法。

拿下来了！

案例2　孩子一直哭，停不下来

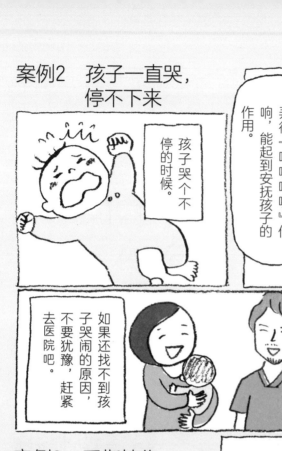

孩子哭个不停的时候。

可以把塑料袋揉成一团弄得『哗啦哗啦』作响，能起到安抚孩子的作用。

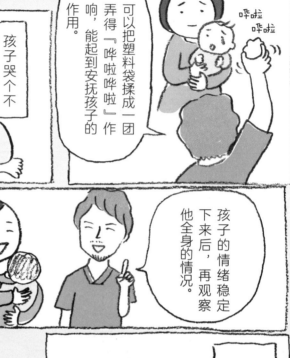

孩子的情绪稳定下来后，再观察他全身的情况。

如果还找不到孩子哭闹的原因，不要犹豫，赶紧去医院吧。

案例3　手指挫伤

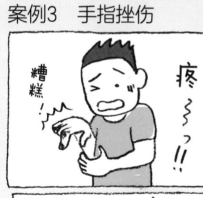

糟糕！

疼～～!!

这个时候可以使用夹板。

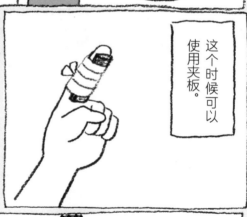

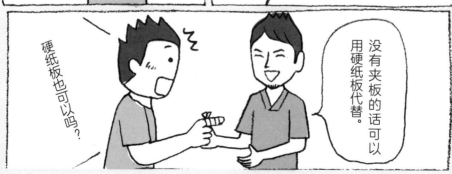

没有夹板的话可以用硬纸板代替。

硬纸板也可以吗？

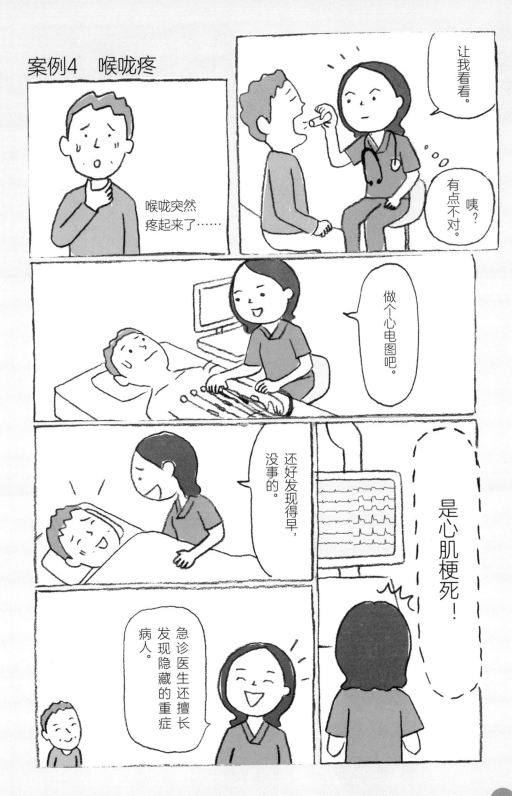

案例4 喉咙疼

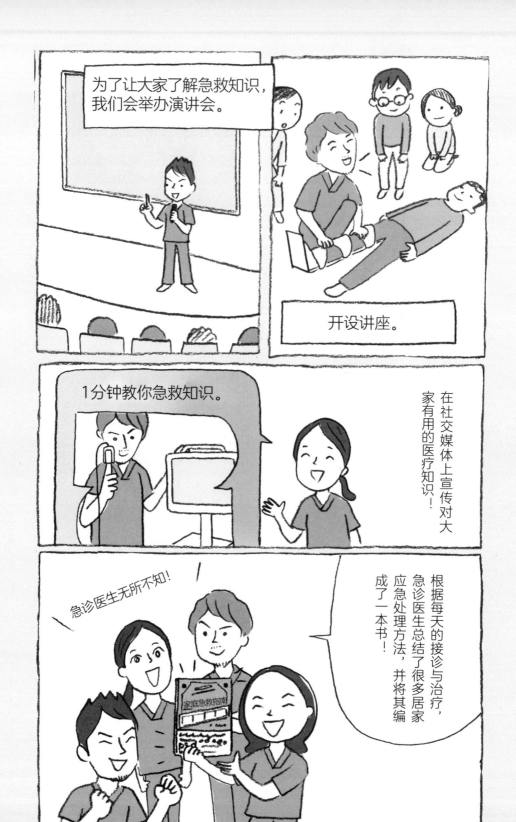

目录

第 3 章 生活中的小状况

第 4 章 身体不适时的居家护理

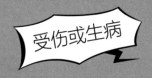

受伤或生病

遇到紧急情况时去哪里就诊？

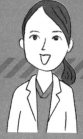

急救医疗体制因地区、医院而千差万别。发生紧急情况时为了避免手忙脚乱，需提前确认所在地（住处或公司）能就诊的医疗机构。

急 诊 科

急诊科，指根据"紧急程度（是否应紧急诊察）"而设置的诊疗科室。有的医院也称急诊、急诊医学中心、急救中心、急救综合中心等，不过基本上都配以临床医学（急救与救援医学）专业的急诊医师，像内科、外科、儿科那样，是一个独立的诊疗科室。有的医院在日间会建议病人去其他诊疗科的门诊就诊，或者不接受儿童或孕妇就诊，这些都需要提前确认。

延 时 门 诊
（休息日、夜间）

延时门诊，指在休息日或夜间等无法去平时的门诊就诊时，可前往就诊的门诊。从事诊疗的医师不是急诊医生，往往是在日常的门诊或其他诊疗科工作的医生。延时门诊所采取的应急措施都是普通门诊能够应对的，当病人需要紧急住院时也会被建议转到其他科室。有的伤病无法在这里就诊，因此要在就诊前与医院确认，这样会比较放心。

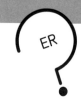

Emergency Room ＝ **急诊室** ＝ ER

关于本书

本书由每天从事救命、救急治疗工作的医生们执笔，主要介绍了最新的医疗信息与可操作的居家急救手段。

通过社交媒体宣传居家应急处理方法！

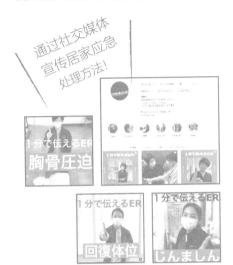

由日本湘南急救中心的医生们执笔

日本湘南急救中心每天24小时、365天全年无休接诊病人。急诊医生会接诊各种紧急程度以及症状的病人。本书由4位急诊科医生参与编写，他们临床经验丰富，经手处理过各种病例，在书中他们总结了非常全面的居家应急处理方法。

了解疾病的概要
介绍症状与处理方法。

医生的建议

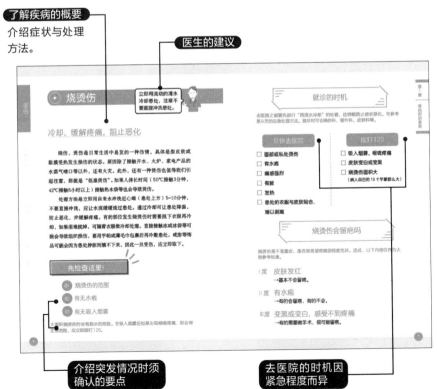

介绍突发情况时须确认的要点

去医院的时机因紧急程度而异

介绍需要就诊的症状。
可立即确认需要拨打120、紧急程度高的症状。

通过漫画浅显易懂地说明症
状，并给出了合理的处理方
法等。

介绍应急处理方法

浅显易懂地介绍居家就能
采取的处理方法。

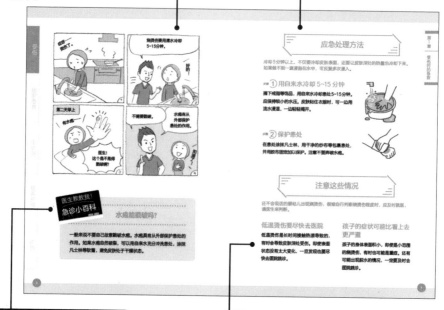

来自急诊医生的医疗小知识

讲解只有急诊医生才知道的症状和治疗方法。
总结了一些需要提前了解的小知识。

进一步介绍希望大家注意的要点

进一步详细说明这种伤病特有的
注意事项。

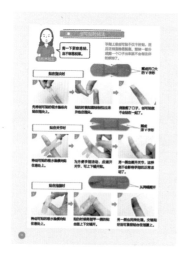

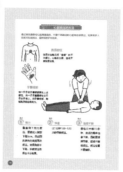

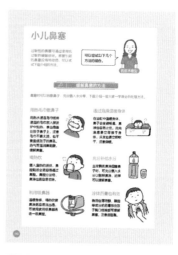

紧急情况时派得上
用场的专栏知识

这个专栏总结了能够应对紧急情况的知识，如拨打120
的方法、绷带的使用方法、需要备齐的急救用品等。

进一步详细说明孩子
让人担心的症状

即使是同样的疾病，成人和儿童的
病程和注意事项也不同。书中专门
讲解了针对儿童的护理知识。

受伤时的急救

介绍日常生活中常见伤情的处理方法。

学会恰当的处理方法，受伤时就能不慌不忙地应对，

也能让伤口更好地愈合。

居家急救

小状况

居家护理

户外

擦伤、割伤

用流动的清水冲洗5分钟以上！

细菌感染很可怕，冲洗干净比消毒更重要

擦伤，是指皮肤与凹凸不平的物体表面等相摩擦，导致皮肤表面被蹭破的状态。割伤，是指皮肤被刀具等锋利物割破的状态。

受伤后，最怕发生的是细菌感染。一旦感染了细菌，伤口就会化脓，迟迟无法痊愈，必须使用抗生素进行治疗。为了避免这种情况，要尽早用流动的清水冲洗伤口。

可以用自来水彻底冲洗至少5分钟，也可以抹上肥皂清洗，还要去除可见范围内的泥沙等异物。此外，如果伤口有出血，需要用干净的纱布充分按压伤口20分钟左右，这样就能止住大部分出血。

为使伤口彻底痊愈，每天都要充分冲洗，不要让伤口处于干燥状态。可以在纱布上涂抹凡士林等软膏后覆盖伤口。如果渗出液较少，也可以使用市售的祛疤膏等创口敷料涂抹在伤口处。

纱布要每天更换，创口敷料则可1~3天更换一次，要及时确认伤口有没有化脓或发红等症状。

1周左右新的皮肤重新长出后，就可以取下纱布。擦伤或割伤后，只要不让伤口处于干燥状态，就不容易化脓，从而更快地促进伤口愈合，疼痛也会有所减轻。

先检查这里!

出血较多时,可直接按压伤口止血。如果肿胀严重则可能是骨折,伤口较大时可能需要缝合,请尽快去医院就诊。

01 出血多不多

02 有没有肿胀

03 伤口大不大

就诊的时机

将伤口冲洗干净、出血止住后若无其他不适,可以不必立刻就诊,但如果出现严重肿胀则可能并发骨折,有时需要手术治疗,建议及时前往普外科、创伤外科、骨科等就诊。

尽快去医院

- ☐ 开放性伤口
- ☐ 伤口范围大且深
- ☐ 充分冲洗后伤口仍残留泥沙等污染物
- ☐ 头部或面部受伤
- ☐ 疼痛难忍、无法动弹

拨打120

- ☐ 大量出血
- ☐ 走不了路
- ☐ 肿胀严重

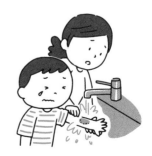

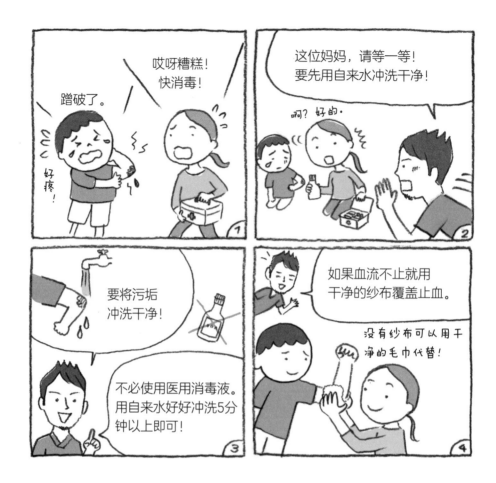

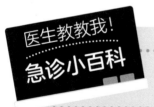

可以用医用消毒液给伤口消毒吗？

市面上有各种医用消毒液，但我们不推荐将其涂抹或喷洒在伤口上。因为这可能会损伤皮肤正常组织，导致伤口迟迟无法痊愈。急诊医生推荐用自来水充分冲洗干净即可。

应急处理方法

为防止伤口被细菌感染，要用流动的清水充分冲洗。如果疼痛非常强烈，可去医院就诊。

步骤 ① 用流动的清水冲洗伤口
　　　　5分钟以上

冲洗肉眼可见的泥沙等异物，使用大量清水将污垢彻底冲洗干净，一定不要怕浪费水。

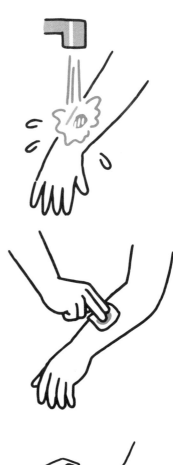

步骤 ② 用干净的纱布等
　　　　按压止血

伤口持续出血时，要用干净的纱布等按压伤口止血。直接按压伤口是最有效的止血方法，要按压20分钟左右。

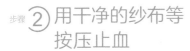

步骤 ③ 用纱布等包裹伤口
　　　　以起到保护作用

用纱布等包裹伤口以保护伤口不受二次伤害。渗出液较少时可在纱布上涂抹凡士林等软膏。避免伤口处于干燥状态，是让伤口快速愈合的诀窍。

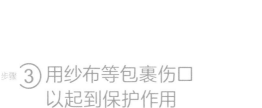
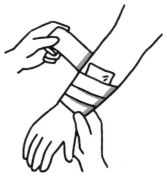

烧烫伤

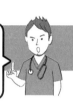

立即用流动的清水冷却患处，注意不要直接冲洗患处。

冷却、缓解疼痛，阻止恶化

　　烧伤、烫伤是日常生活中易发的一种伤情，具体是指皮肤或黏膜受热发生损伤的状态。原因除了接触开水、火炉、家电产品的水蒸气喷口等以外，还有火灾。此外，还有一种烫伤也值得我们引起注意，那就是"低温烫伤"。如果人体长时间（50℃接触3分钟，42℃接触6小时以上）接触热水袋等也会导致烫伤。

　　处理方法是立即用自来水冲洗近心端（患处上方）5~10分钟，不要直接冲洗，应让水流缓缓流过患处。通过冷却可让患处降温，防止恶化，并缓解疼痛。有的部位发生烧烫伤时需要脱下衣服再冷却，如果很难脱掉，可隔着衣服做冷却处理。直接接触冰或冰袋等可能会导致皮肤组织损伤，要用手帕或薄毛巾包裹后再冷敷患处。戒指等饰品可能会因为患处肿胀而摘不下来，因此一旦受伤，应立即取下。

先检查这里！

01　烧烫伤的范围

02　有无水疱

03　有无吸入烟雾

大面积烧烫伤时会有脱水的危险。在吸入烟雾后如果出现喉咙疼痛，则会有生命危险，应立即拨打120。

就诊的时机

去医院之前要先进行"用流水冷却"的处理，这样能防止症状恶化。可参考第9页的应急处理方法。就诊时可去烧伤科、普外科、皮肤科等。

尽快去医院

- ☐ 面部或私处烫伤
- ☐ 有水疱
- ☐ 痛感强烈
- ☐ 有脓
- ☐ 发热
- ☐ 患处的衣服与皮肤贴合，难以剥离

拨打120

- ☐ 吸入烟雾、喉咙疼痛
- ☐ 皮肤变白或变黑
- ☐ 烧烫伤面积大
  （病人自己的10个手掌那么大）

烧烫伤会留疤吗

烧烫伤是不是重症、是否容易留疤痕因程度而异。因此，以下内容仅作为大致参考标准。

Ⅰ度　皮肤发红
　　　→基本不会留疤。

Ⅱ度　有水疱
　　　→有的会留疤，有的不会。

Ⅲ度　变黑或变白，感受不到疼痛
　　　→有的需要做手术，很可能留疤。

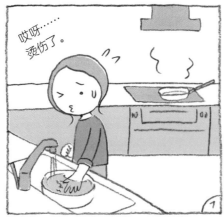

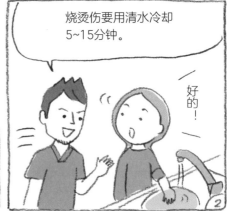

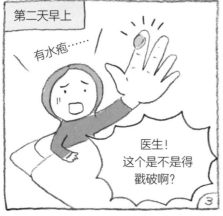

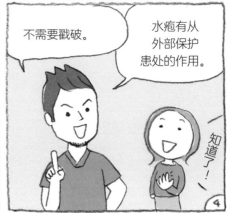

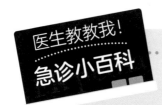

水疱能戳破吗?

一般来说不要自己故意戳破水疱。水疱具有从外部保护患处的作用。如果水疱自然破裂,可以用自来水充分冲洗患处,涂抹凡士林等软膏,避免皮肤处于干燥状态。

应急处理方法

冷却 5 分钟以上，不仅要冷却皮肤表面，还要让皮肤深处的热量也冷却下来。如果做不到一直浸泡在水中，可反复多次浸入。

步骤 ① 用自来水冷却 5~15 分钟

摘下戒指等饰品，用自来水冷却患处 5~15 分钟。应保持较小的水压。皮肤粘住衣服时，可一边用流水浸湿，一边轻轻揭开。

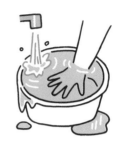

步骤 ② 保护患处

在患处涂抹凡士林，用干净的纱布等包裹患处，并用胶布固定加以保护。注意不要弄破水疱。

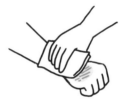

注意这些情况

还不会说话的婴幼儿出现烧烫伤，很难自行判断烧烫伤程度时，应及时就医，请医生来判断。

低温烫伤要尽快去医院

低温烫伤是长时间接触热源导致的，有时会导致皮肤深处受伤。即使表面状态没有太大变化，一旦发现也要尽快去医院就诊。

孩子的症状可能比看上去更严重

孩子的身体表面积小，即使是小范围的烧烫伤，有时也可能是重症。还有可能出现脱水的情况，一定要及时去医院就诊。

居家急救

小状况

居家护理

户外

 刺伤

为预防感染，皮肤中的刺要彻底取出。

若刺伤太深要尽快去医院就诊

被细小的刺（蜂刺、木刺、鱼刺、铅笔芯等）刺伤时，为预防感染、不留疤痕，要将刺完全取出。如果无法取出，残留在皮肤内，有时会导致色素沉淀，形成"外伤性文身"。

刺得很浅、很容易拔除时可以自行取出，但如果刺太粗或刺得太深，就要尽快去医院就诊，请医生处理。

就诊的时机

刺扎得太深时，不要自己强行拔除，建议尽快去医院就诊。刺拔出来后，若患处疼痛强烈，也建议去医院检查一下。就诊时可去皮肤科、普外科等。

☐ 疼痛强烈　　☐ 肿胀　　☐ 刺入较深　　☐ 刺有残留

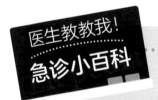

医生教教我！
急诊小百科

什么是破伤风?

破伤风一般由外伤感染导致，发病时会出现痉挛、呼吸困难等症状，是一种非常可怕的疾病。破伤风梭菌是破伤风的病原体，一般存在于土壤中。一般认为，伤口受污染，或伤口面积大且深，细菌感染风险就会升高。可通过注射 DPT 疫苗（百白破三联疫苗，即百日咳、白喉与破伤风的混合疫苗）有效预防。

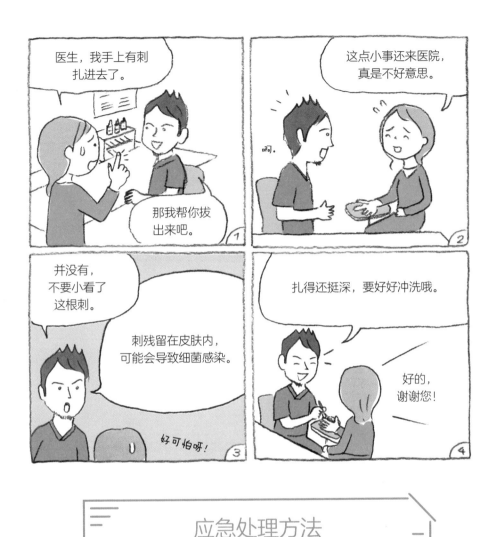

应急处理方法

拔掉刺后及时冲洗伤口可预防细菌感染。两三天后，如果还是发肿、发红，就要尽快去医院就诊。

步骤 ① 将刺拔出

捏住皮肤，挤压刺的周围，刺头露出后再用镊子等工具夹出来。如果刺拔不出来或有一部分残留在皮肤中，千万不要勉强，尽快去医院就诊。

步骤 ② 清洗伤口

刺拔出来后千万不要放任不管，应认真用清水冲洗伤口。请打开水龙头充分清洗。

被宠物咬伤

无论伤口多小都要注意。

仔细清洗伤口，预防感染

被宠物咬伤后，要立即用自来水冲洗伤口5分钟以上。洗的时候可以使用肥皂。与普通的伤口相比，动物引起的伤口导致细菌感染的概率更高，因此要认真冲洗，不要因为是小伤就麻痹大意。

有时伤口表面看上去很小，但动物的牙齿可能已经咬到了深层组织。此外，如果是指尖等身体末端部位被咬到，这些部位因为血液循环不畅，特别容易引起感染。这种情况下大多需要使用抗生素、注射狂犬病疫苗、打百白破三联疫苗进行治疗，因此一定要尽快去医院就诊。

动物身上的细菌或病毒因种类而异，感染后的症状也各不相同。例如，被猫咬到，可能会感染导致被咬部位严重肿胀的巴斯德菌或导致淋巴结肿胀的巴尔通体菌。

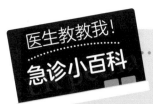

医生教教我！
急诊小百科

被狗咬和被猫咬，哪一种更可怕?

虽然狗看起来更凶猛，但普遍认为人被猫咬后的感染概率更高，更容易演变成重症。这是因为猫的口腔内杂菌更多，牙齿更细，咬得更深。此外，与动物相比，被人咬伤导致感染的概率也很高，因此，如果出现上述情况要立即去医院就诊。

就诊的时机

虽然看上去是小伤，但是皮肤内部可能已经感染细菌。因此，被宠物咬伤后要尽快去医院就诊。就诊时可去普外科等。

尽快去医院

- ☐ 原则上要尽快去医院就诊
- ☐ 肿胀明显
- ☐ 疼痛强烈

拨打120

- ☐ 伤口范围大（伤口又大又深）
- ☐ 走不了路

应急处理方法

即使出血了，也要优先冲洗伤口。充分洗净后，如果还在流血，可用干净的纱布按压止血。

✔ **用流动的清水冲洗伤口 5 分钟以上**

即使是小伤口也可能会感染细菌，因此要用流动的清水充分清洗。冲洗时可以使用肥皂。

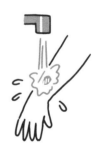

什么是狂犬病？

狂犬病是一种由狂犬病病毒引起的急性传染病，一旦出现狂犬病症状，致死率几乎是100%。在狂犬病高发区被咬时，要立即在当地就诊。要即刻接种疫苗，防止发病。在高发区接触动物时，建议提前接种疫苗。

指甲脱落

脱落的指甲千万不要扔掉！

指甲即使脱落仍能缝合

　　手指受到冲撞等外力导致指甲脱落时，要用流动的清水冲洗掉指甲上的污染物。发生冲撞时，指甲相当于指尖的保护器，并发手指骨折时还能起到夹板的作用。因此，要将脱落的指甲清洗干净后放回原来的位置，用纱布、绷带、创可贴等固定，并立即前往医院就诊。即便指甲完全脱落，也能缝合固定在手指上。一定不要扔掉脱落的指甲！

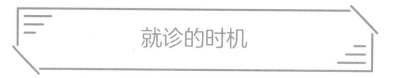

就诊的时机

如果指甲还没有完全脱落，但根部已经松动，或有疼痛、出血，就要尽快去医院就诊。就诊时可去皮肤科、普外科等。

☐ 脱落面积大且已松动

☐ 肿胀严重

☐ 缺失一大块，并出血

☐ 内出血且疼痛

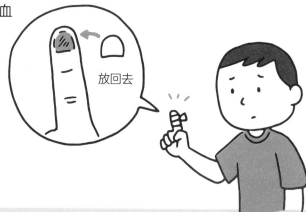

放回去

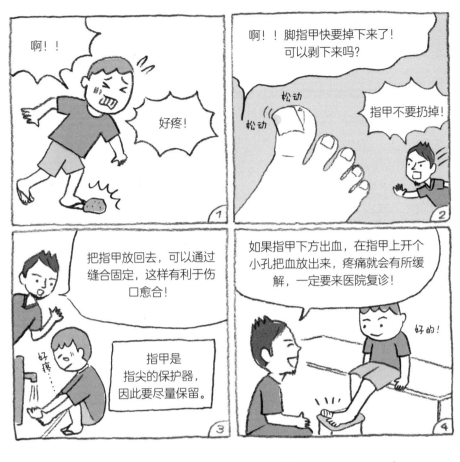

应急处理方法

指甲有保护指尖的作用。
完全脱落的指甲要清洗干净后盖回患处。

步骤 ① 用自来水冲洗

指甲脱落了，即使没有沾上污染物，也要用自来水认真冲洗患处与脱落的指甲。

步骤 ② 用纱布或绷带固定

将脱落的指甲盖回患处，用涂抹凡士林的纱布包裹保护。即使指甲看起来快要脱落，也不要强行剥下来。

指甲出问题的处理方法

指甲变色或变厚可能是脚癣导致的，要去皮肤科治疗。问题不同，就诊的科室也可能不一样，因此要确认清楚。

指甲缺失、开裂

指甲缺失或开裂时，为防止裂缝处再次被碰伤，要用创可贴等加以保护。特别是指甲与皮肤的交界处如果裂开，裂缝可能会扩大、恶化，因此要尽早去皮肤科或普外科就诊。

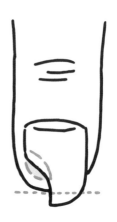

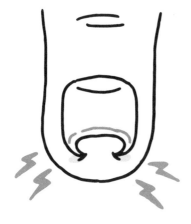

指甲内卷、内陷

如果指甲卷入内侧皮肤而变形，或虽然没有内卷但陷入皮肤，就要去医院进行处理。内卷需要在医院调整指甲，可在皮肤科或普外科就诊。

指甲周围肿胀疼痛

如果将指甲边缘的肉刺强行拔下来，周围的皮肤就会出现伤口，从而感染细菌，导致肿胀发热、积脓、疼痛。这时要用抗生素进行治疗，也可以去医院处理。如果化脓处恶化，细菌可能会向全身扩散，因此要尽快去皮肤科或普外科就诊。

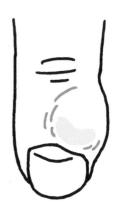

指甲的正确修剪法

为防止指甲内卷，不要把指甲拐角处剪得太短。尖端剪成直线，将拐角处略修成弧形即可。

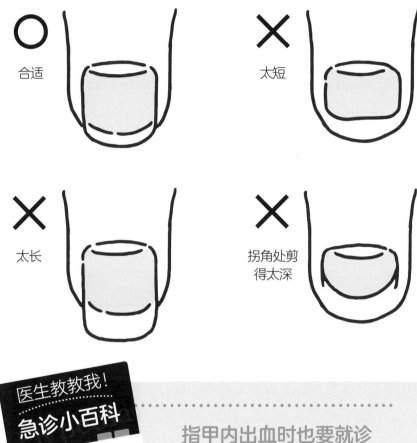

○ 合适

✕ 太短

✕ 太长

✕ 拐角处剪得太深

医生教教我！急诊小百科

指甲内出血时也要就诊

指甲虽然没有脱落，但指甲下有积血，会引发剧烈的疼痛。这时要尽快去医院就诊，排出脓血。医生会在指甲上开一个小孔，排出其中的血液，疼痛就会有所缓解。

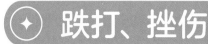

✦ 跌打、挫伤

> 记住应急处理方法——"RICE"。

采取恰当的措施尽可能抑制肿胀

跌打，是指撞到人或物后跌倒时发生的肌肉损伤等。挫伤，则是外力作用下扭到关节导致韧带等损伤的情况。

如果只是轻度跌打、挫伤，会伴有疼痛并略有肿胀；如果韧带损伤较严重，会导致关节难以活动；如果韧带完全断裂就会彻底动弹不得。

大家可以将跌打、挫伤时的应急处理方法记作"RICE"。即"Rest（休息）""Ice（冷敷）""Compression（按压）"以及"Elevation（抬高）"。通过实施"RICE"，可将疼痛或肿胀抑制在最低限度。"RICE"中的"休息"是指避免活动受伤部位。如果是脚踝或手腕，可加以固定不使其活动。然后，再用冰块等加以冷敷。负伤后6小时内，要进行冷敷，但一直敷冰袋等可能会导致冻伤，可一次冷敷15分钟，分次进行。"按压"是指用有弹性的绷带或带子包裹，适度按压患处。通过施加压力，防止内出血，并缓解疼痛。"抬高"是指将患处提到比心脏高的位置并保持，采取这个措施是为了促进肢体的静脉回流和淋巴回流，避免肿胀、缓解疼痛。

头部或面部受到冲撞时需要格外注意。如有呕吐或走路不稳、出血、皮下充血等症状，一定要去医院就诊。如果是儿童受伤，还要充分了解冲撞时的具体情况。

先检查这里!

头部受冲撞出现呕吐、走路不稳等症状时,一定要尽快去医院就诊。如果肿胀严重,还有可能是骨折。孩子有时自己说不清楚,因此需要家长配合向医生详细描述孩子受伤时的情况。

01 头部有没有受冲撞

02 肿胀是否严重

03 受伤的原因

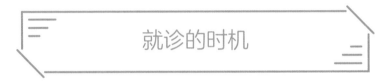

就诊的时机

头部或腹部受到冲击引发疼痛时,不要犹豫,赶紧去医院。除此以外的部位可进行急救处理(参照第21页),随时观察情况。就诊时可去普外科等。

- ☐ 无法站立
- ☐ 关节变形
- ☐ 肿胀或疼痛强烈

是否应采取湿敷?

湿敷纱布包含消炎镇痛成分,有缓解疼痛的效果。不过并不是进行湿敷就能尽早痊愈,湿敷仅能达到缓解症状的目的。湿敷有冷湿敷与热湿敷,发生疼痛后1周内的急性疼痛用冷湿敷,慢性疼痛则选用自己感觉舒服的湿敷。

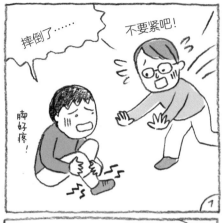

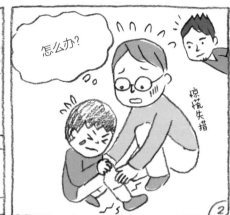

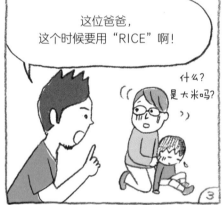

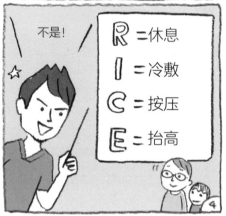

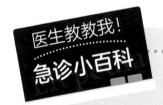

医生教教我！
急诊小百科

比起挫伤，儿童更容易骨折吗？

有时候孩子仅仅扭到脚踝也会引发骨折。这是因为与大人相比儿童的骨骼更软，附着在骨骼上的韧带受损伤前，骨骼会先剥落，这叫做"撕脱性骨折（剥脱性骨折）"。由于剥离下的骨骼部分较薄，有时即使是 X 线检查也难以诊断。

应急处理方法

由于肌肉或韧带处于受损伤的状态，如果勉强活动会让伤情恶化，导致迟迟无法痊愈。疼痛期间要注意休息，负伤后直接热敷会加速血液流动，使肿胀难以消除，因此要进行冷敷。受伤后的6小时内要采取急救处理。

R 休息（Rest）

尽可能不要活动。如果是脚踝受伤，则尽可能不要让其承重。

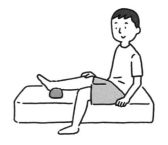

I 冷敷（Ice）

用冰块等冷敷患处。每1~2小时冷敷15分钟，在受伤后的6小时以内进行。

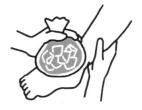

C 按压（Compression）

用有弹性的绷带适度按压患处并加以包裹。

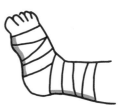

E 抬高（Elevation）

将患处抬到比心脏高的位置。

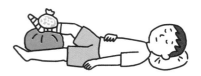

手指挫伤、骨折

如怀疑是骨折，立即去医院。

用夹板固定患处后就诊

手指挫伤是进行运动，特别是球类运动时常见的伤情，发生于手指受到正向外力时。不要小看这小小的手指挫伤，有时候也会发生韧带损伤或骨折。

首先要采取RICE加以处理（参照第21页）。

出血时，要敷上纱布止血。变形或肿胀严重时，则很可能已经发生骨折，除了采取RICE措施外，还要用夹板固定患处，尽量不使其活动，并尽快去医院就诊。夹板可以用硬纸板、报纸、杂志、折叠伞等代替。骨头发生变形时，不要勉强将其复位。

如果有伤口，哪怕是小伤也要注意。感染细菌的概率会有所提高，有时还需要紧急手术。指尖发白、发凉或发麻时要立即去医院就诊。

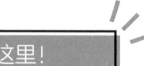 ## 先检查这里！

骨折时，发生感染的风险很高。能不能动弹、是否发麻是判断神经是否损伤的标志。指尖发白则可能是血流受阻。

01 皮肤上有无伤口

02 疼痛部位周围的部位能否动弹，是否发麻

03 指尖是否发白、发凉

就诊的时机

有时候，受伤后一开始觉得没什么问题，但肿胀或疼痛会随时间加重。就诊时可去普外科等。

尽快去医院

- ☐ 肿胀严重
- ☐ 发麻
- ☐ 有伤口
- ☐ 疼痛强烈
- ☐ 骨头变形

拨打120

- ☐ 走不了路
- ☐ 用不上力

应急处理方法

如怀疑是骨折，可通过固定患处防止伤情恶化。如有出血，则进行止血处理后再加以固定。

步骤 ① 如有出血需先止血

患处如果出血，需要立即止血。可用干净的纱布等包在患处进行止血。

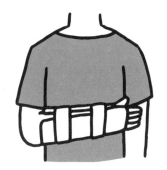

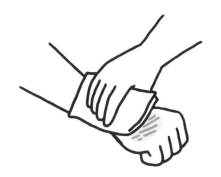

步骤 ② 固定患处后去医院

为防止患处活动，可使用相当于"夹板"的东西加以固定（参照第24页）。

用夹板固定的方法

不仅可以用木板，还可以用硬纸板或折叠后的杂志、报纸和一次性筷子等代替。
固定时不要强行将患处掰直。

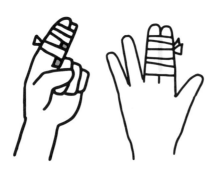

手指

手指骨折时，可用其他手指代替
夹板，与骨折的手指包扎在一起。
受伤的手指难以伸直的时候不要
强行伸直。

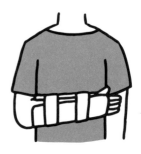

手腕、前臂

固定手腕、前臂时，可使用较宽
的夹板。固定前臂时可使用硬纸
板包裹，包裹时需覆盖胳膊。

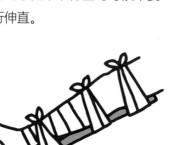

膝盖、腿

避开关节部位，固定脚腕、膝盖
下方、大腿。注意夹板与腿之间
尽量不要留缝隙。

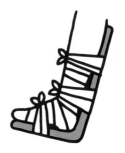

脚腕

将夹板折成90°，贴住脚掌、小
腿上并加以固定会比较牢靠。直
角部分可置于脚踝处，这样更容
易紧密贴合。

三角巾固定法

手腕或前臂骨折时，除了用夹板固定患处外，还要用三角巾悬吊前臂。如果没有三角巾，可以用大方巾或塑料袋代替。

有三角巾

将直角部分置于下方，打一个结并将其贴在肘部，在颈后与另一端系起来。详细使用方法参照第32页。

没有三角巾

用大方巾代替

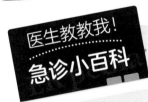

将大方巾沿对角线对折，就会变成与三角巾相同的形状。使用方法与三角巾相同。

用塑料袋代替

将大塑料袋的侧面剪开，让骨折的胳膊穿过。将塑料袋的提手绕过颈后系好。

医生教教我！急诊小百科

手指挫伤竟然还需要做手术？

手指挫伤有时会导致伸展手指的肌腱断裂或肌腱附着的骨骼脱落，这被称为"锤状指"。如果仅肌腱受损伤则要固定近6周，如果是骨折可能还需要做手术。手指受伤无法伸直时可能就是这种情况。

正常状态
肌腱附着在骨骼上。

肌腱断裂
无法伸直手指，肌腱断裂。

骨折
肌腱附着的骨骼一部分发生脱落。

肘关节脱位

 如果孩子的胳膊突然无法动弹，不要犹豫，赶紧去医院。

不要强行拉拽孩子的胳膊

肘关节脱位，也就是我们常说的脱臼，多见于1~4岁儿童，常在胳膊受到外力拉扯时发生。其原因是肘部韧带（轮状韧带）脱离骨头（桡骨），由于儿童的韧带尚在发育中，骨骼尚未固定牢固，因而会发生这种情况。

典型的例子是眼看孩子要跌倒，家长去拉拽孩子的胳膊导致其受伤。年龄小的孩子哪怕是翻个身都有可能导致肘关节脱位，其特征是孩子会喊疼，胳膊动弹不得，但又难以发现外观上的肿胀。

治疗方法是徒手将骨骼回归原处，即"徒手复位"。有时候还会复发，注意不要猛地拉拽孩子的胳膊。

如果将骨头复位，疼痛马上就会消失，但如果第二天疼痛仍持续的话，就可能是骨折，需要再次去医院检查一下。

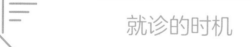 就诊的时机

如果看到孩子托着无力下垂的胳膊，手掌不能上翻，或胳膊动弹不得时，家长一定要引起注意，及时带孩子去医院。就诊时可去骨科、外科等。

☐ 不能将双手伸直举过头顶

☐ 做不了"一闪一闪小星星"（手掌开握）的动作

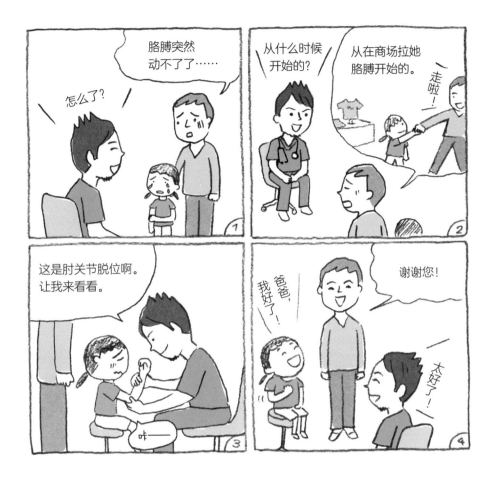

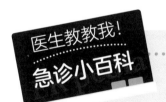

医生教教我！
急诊小百科

孩子抱一下就哭了？

还不会说话的孩子很难说出疼痛的部位。大人认为是肘关节脱位，然而有的时候可能是另一个部位骨折。例如，按压肘部骨头时，孩子不觉得疼，但孩子被大人抱一下，就疼得厉害，那有可能是锁骨骨折。

〈 家庭急救箱 〉

本专栏将介绍急救处理时能派得上用场的相关信息，比如应在家中常备的急救用品，以及创可贴、绷带、三角巾的使用方法等。

☑ | 家中应常备的急救物品

右侧是基本的急救用品一览表。要定期检查急救箱里的物品，查看有无不足。

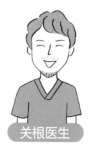

关根医生

凡士林是"万能"的！

凡士林可用于擦伤、割伤、烧烫伤、严重晒伤的急救处理，还可用于去除粘在手指上的黏合剂，可谓用途多多。凡士林是确保伤口完好、促进愈合的便利用品。无论是医院开的，还是药店销售的都可以用。

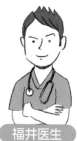

福井医生

要注意药品的有效期！

为应对突发情况常备药品当然很好，但药品只是暂时缓解症状，并不能根治疾病，因此不可过于相信药品。此外，药品应在有效期内使用，需要加以注意。

- **凡士林**
  石油精炼而成的保湿剂。可在药店购买。

- **创可贴**
  除了通常尺寸的，还要准备大号的，用起来更方便。

- **纱布**
  准备好用于处理伤情、医疗用的纱布。

- **绷带**
  如果是家用，伸缩绷带和弹性绷带都可以。

- **保护胶带**
  用于固定绷带或纱布。选择对皮肤友好型的。

- **口服补液盐散**
  混合了能溶于水的食盐和葡萄糖。

- **冰袋或冰块**
  平时应该在冰箱冷冻室里冻好冰块等，这样需要时就能随时取用。

- **剪刀**
  保存于清洁环境中，专门用于处理伤情的剪刀。

- **一次性手套**
  处理伤口或污染物时可派上用场。

- **常备药**
  解热镇痛药、止吐药、抗过敏药等。

可附加 **蜂蜜**

市售的止咳药不管用的时候，蜂蜜可能会有止咳效果。无论大人还是孩子都可以使用。不过，不要给不足1岁的婴儿食用蜂蜜。

下面汇总了外出旅游时建议大家携带的急救物品清单。这些都是除家庭急救箱常备物品以外特别希望大家准备的物品。

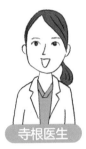

垃圾袋可用于防寒!

寺根医生

40 L 的大垃圾袋穿在身上、露出胳膊与头部,不仅能够防风,还具有保暖效果。此外还能防雨。

● **毛巾**
擦脸毛巾等较长的毛巾用起来很方便。

● **40 L 的垃圾袋**
这个型号的垃圾袋能完全覆盖大人的身体(上半身)。

● **铝箔毯**
又叫应急毯,用于防寒保温。

● **喷雾器**
可选择便携的型号。

● **水(瓶装水)**
500 mL 的瓶装水会派上用场,除了饮用,还可用于清洗伤口。

● **镇痛药、止吐药**
这两种药应该家庭常备,外出时也应携带。

● **巧克力、太妃糖等便携食品**
外出不能按时吃饭时,可用这类食物防止急性低血糖。

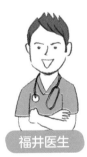

用喷雾预防中暑很有效哦!

福井医生

用喷雾器向身体喷洒水,再用扇子扇风,能高效地散热,让体温快速下降。预防中暑特别好,是夏季旅行必备的好物。

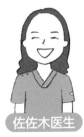

毛巾可代替绷带、纱布。

佐佐木医生

如有干净的毛巾,可用于急救处理。没有纱布、绷带的时候,可以用毛巾覆盖伤口止血。除了擦手用的毛巾,再多备一两条毛巾。

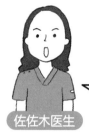

剪一下更容易贴，且不容易脱落。

佐佐木医生

手指上贴创可贴不仅不好贴，而且还特别容易脱落。剪掉一部分或剪一个口子出来就不会有这样的烦恼了。

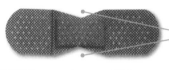

剪成开口大的 V 字形

贴在指尖时

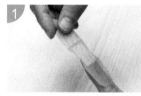

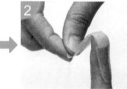

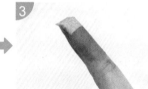

1	2	3
先将创可贴的吸水垫纵向贴在指尖上。	贴的时候如图轻轻拉过来并包住指尖。	侧面剪了口子，创可贴就不会粘在一起了。

剪成深 V 字形

贴在关节时

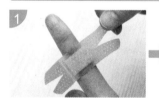

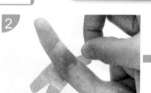

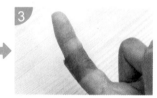

1	2	3
将创可贴的吸水垫横向贴在患处上。	为方便手指活动，应避开关节，可上下错开贴。	另一侧也避开关节，这样就不会影响手指的正常活动了。

从两端剪开

贴在指腹时

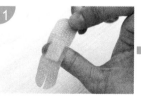

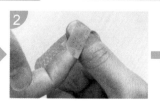

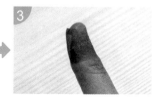

1	2	3
将创可贴的吸水垫横向贴在患处上。	贴的时候将指甲一侧的贴合面上下交错开。	另一侧也同样处理。交错贴好后可紧密贴合在指腹上。

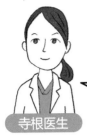

包裹较粗的部位时用宽一点的绷带。

寺根医生

介绍包紧绷带的诀窍，以防绷带松脱。

基本包扎法

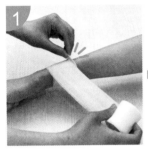

1

开始包扎时将绷带的边留出一点

先缠一圈，让绷带边露出的一个三角形。

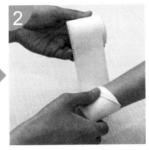

2

折叠这部分绷带边，再缠一圈

把三角形的绷带边折进去，然后再缠绕一圈，这样就不容易松脱了。

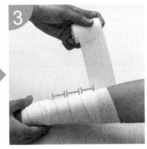

3

均匀缠绕

均匀地缠绕绷带，让绷带宽度的1/3~1/2重叠在一起。

缠绷带的要点

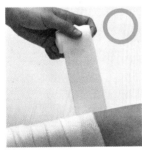

〇 ✕

要点

1 绷带朝着如图方向更容易缠绕

为方便包扎，绷带的朝向应如左上图。

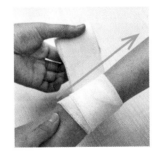

要点

2 从离身体远的一端开始包扎

包扎绷带容易引起瘀血，因此要从离身体远的一端开始包扎。如果是包扎胳膊，最好从手腕处开始缠绷带。

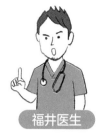

△ | 三角巾的使用方法

福井医生

要点是先打一个死结。

医疗用的三角巾是一块较大的三角形布，边长可达100 cm 以上。下面介绍了初学者一学就会的三角巾使用方法。

基本卷法

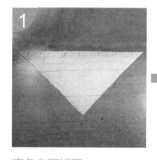

直角向下铺开

在干净的地方将三角巾铺开，使其直角向下。

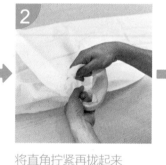

将直角拧紧再拢起来

一只手拿起三角巾的直角，用另一只手将其拧紧，再将直角的前端收拢起来。

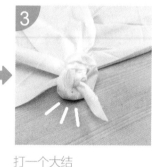

打一个大结

将2中收拢的直角前端打成一个死结。结要打得足够紧，以防松脱。

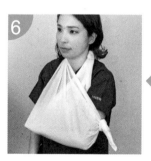

在颈后紧紧地打一个结

确保从正面看左右肩高度一致后，在颈后紧紧地打一个结。这个结没有固定打法，可以是任何一种。

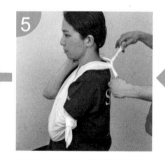

将剩下的两个角绕向颈后

将三角巾剩下的两个角都绕向颈后。如果头发较长，可先将其拉向一旁留出空间。

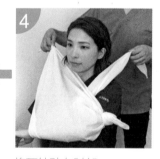

将死结贴在肘部

将肘部弯曲90°，前臂抬起至胸前，让呈水平状态的前臂穿过三角巾，将3打好的死结贴在肘部。

居家急救

本章汇总了居家时身体不适的处理方法，

有些情况下这类不适甚至会危及性命。

本章介绍了去医院前在家能够采取的急救措施，

请大家一定要仔细阅读，有备无患。

Shonan ER
Doctor teaches!

FIRST AID

过度呼吸

大多由情绪过于激动、压力过大或运动过度引发。

一边默数时间，一边缓慢呼吸

过度呼吸大多是由情绪过于激动、压力过大或运动过度等导致呼吸频率加快引起的。血液中二氧化碳浓度降低，引发呼吸困难，同时还会出现手脚发麻、肌肉痉挛等症状。出现这些症状后，不安感会加剧，"喘不上气来""拼命吸气但还是憋闷"的症状会进一步恶化。

治疗方法是先消除能消除的压力因素（例如，如果是因为和别人吵架，就和对方保持距离），让情绪稳定下来，恢复正常的呼吸。

可以把手放在腹部，以"吸气4秒，停几秒后呼气8秒"为1个循环，计时的同时重复这个循环。如果能做5~10个循环，"喘不上气来"的感觉就能得以改善。

如果看到过度呼吸的人，可以引导其采取这种呼吸方法，消除不安情绪，帮助他稳定下来。

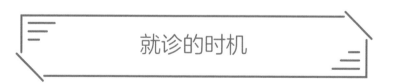

就诊的时机

如果呼吸状态未能改善，或没有什么精神压力，则可能是由其他疾病引起的。如果过度呼吸反复发作，则要去精神科或心理科接受定期诊察。

☐ 呼吸状态未改善 　　　☐ 无精神方面的压力

☐ 过度呼吸反复发作

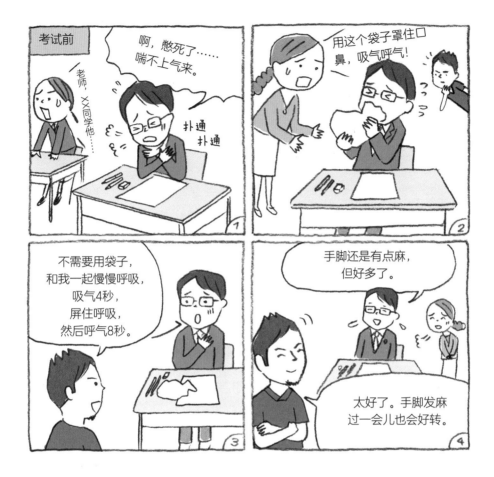

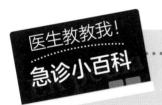

过度呼吸用袋子缓解好不好?

过去人们认为,过度呼吸引发血液中二氧化碳浓度下降,因此可以用袋子帮助呼吸。但是,这种方法现在已不再推荐,因为这会导致缺氧,反而会加剧恐慌。

呼吸困难

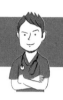

先确认能不能发出声音。

不必强行让病人躺下，呈舒服的姿势即可

除过度呼吸外，呼吸困难一般常见于重症疾病。引发呼吸困难的疾病有很多种，其中紧急程度高的有呼吸道阻塞、心力衰竭、肺炎等。

呼吸空气的通道叫做"呼吸道"，呼吸道分为上呼吸道与下呼吸道。一般来说，上呼吸道的异常有导致呼吸道阻塞的风险，紧急程度较高。

上呼吸道的异常可通过"能否发出声"来确认。如果有"难以发声""不能咽唾沫"等症状，要立即拨打120。如果呼吸听起来是尖锐的"咻咻"喘鸣声，则可能是哮喘。不过，如果是老年人的话，也有可能是由心力衰竭引起的，因此要立即去医院就诊。

呼吸困难时不必强行躺平，因为如果是由呼吸道阻塞或心力衰竭导致的，躺平反而会让症状恶化。让病人呈舒服的姿势即可。

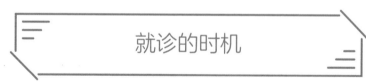

就诊的时机

这种情况多见于重症，原则上所有的情况都要立即去医院就诊。病人身边的人要仔细观察。就诊时可去急诊科等。

尽快去医院	拨打120
☐ 原则上都要尽快去医院就诊	☐ 发不出声、无法吞咽唾沫
	☐ 用肩部呼吸
	☐ 走不了路
	☐ 并发胸痛等其他症状

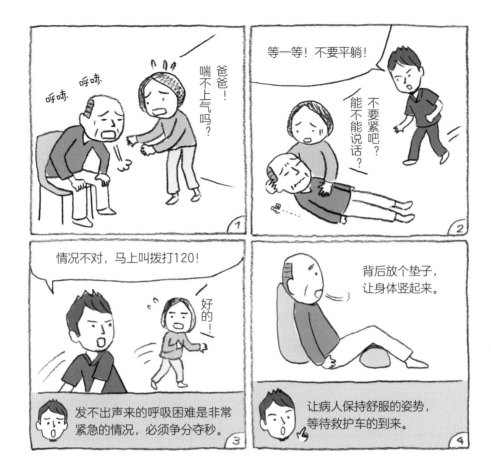

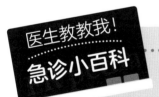 吃感冒药会引发哮喘吗?

有一种哮喘叫"阿司匹林哮喘",是由解热镇痛药诱发的。在儿童身上非常罕见,多见于20~40岁人群,占成人哮喘病人的5%~10%。

胸痛

如果是突然发病并伴有冷汗的胸痛，应立即去医院！

还记得出现疼痛那一瞬间的情况吗

引发胸痛的疾病有很多，既有心肌梗死、急性大动脉解离等必须争分夺秒救治的可怕疾病，也有可以服用镇痛剂观察情况的小毛病。心脏、肺、大动脉、食管是位于胸部的主要脏器，也有些疼痛源自肌肉、骨骼或神经。因年龄、性别、吸烟与否、有无宿疾等因素的不同，人们易发的疾病也会有所不同，但胸痛最为可怕的是突然发病。

如果能清楚地记得出现疼痛的那一瞬间的情况，就很可能是急重症，应立即去医院。如果伴随出冷汗或疼痛向肩部、下颌、背部等处扩散，要立即拨打120。若突然胸痛，可以选择躺下，让身体呈舒服的姿势。突发胸痛并出现倒下或失去反应能力的情况，周围的人应马上拨打120，如有可能请立即使用AED（自动体外除颤仪）。这种可怕的疾病有时会导致心搏骤停，特别是心律失常引发的胸痛，使用AED能让心率恢复正常。

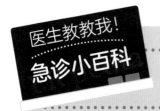

医生教教我！
急诊小百科

咽喉痛、牙疼也可能是心肌梗死?

心肌梗死的症状是"胸痛"，这一点众所周知，但有时心肌梗死还会引发喉咙痛、牙疼、下颌疼、肩部疼痛等，这些叫做"关联痛"。原因是支配心脏的神经附近有很多其他部位的神经，大脑可能会误以为是其他部位的疼痛。

就诊的时机

症状明显的情况下，尽可能让周围的人准备 AED（参照第112页），等待救护车到来。就诊时可去急诊科、心内科等。

尽快去医院

- ☐ 疼痛迅速加强
- ☐ 深呼吸会使疼痛加剧

拨打 120

- ☐ 突然发病
- ☐ 伴随出冷汗
- ☐ 疼痛向肩部、下颌、背部等处扩散
- ☐ 疼痛转移，有裂开一样的疼痛
- ☐ 面色苍白
- ☐ 失去意识
- ☐ 呼吸困难
- ☐ 像被勒紧了一样的疼痛持续 20 分钟以上

应急处理方法

拨打120，不要让病人脱离视线。附近如有 AED，须快速使用。

步骤 ① **拨打 120**

心肌梗死等心脏疾病引发的胸痛必须争分夺秒，要立即拨打120（参照第78页）并取用附近的AED。

步骤 ② **呈舒服的姿势**

解开衣服，让病人坐在椅子上或躺下等，保持最舒服的姿势即可。如病人没有意识则让其躺平。

窒息

一定要提前学会窒息的急救方法。

协助窒息者去除阻塞异物

　　窒息，是指食物等阻塞在喉部，导致无法呼吸的状态。紧急程度极高，需要迅速处理。3分钟内不处理，就会有生命危险。

　　如果不提前学会窒息的急救方法，事到临头很难准确实践。为了守护身边重要的亲人，建议大家提前做好意象训练（Image Training）。

　　首先，发现窒息极其重要。用拇指与食指按喉咙的动作是发生窒息时的典型动作。发不出声、脸突然变成青紫色等变化也有可能是窒息。发现有人窒息后，一定要先拨打120，然后再尝试急救措施，解除窒息。

　　如果还有意识，能发出声音，首先要鼓励窒息者通过自己咳嗽的方式将异物排出。如果还是咳不出来，可以用手掌根部连续用力击打窒息者左右肩胛骨中间的部位。

先检查这里！

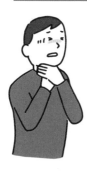

要注意窒息的信号

痛苦不堪，做出扼住自己咽喉的动作。咳嗽不止、发出"咻咻"的喘鸣声，是异物堵塞部分呼吸道的状态。脸变成青紫色也是信号之一。要立即按照第41页的顺序加以处理！

仅 3 分钟就会有生命危险，要迅速处理

发现有人窒息，要按照以下流程表确认情况，帮助窒息者解除窒息。

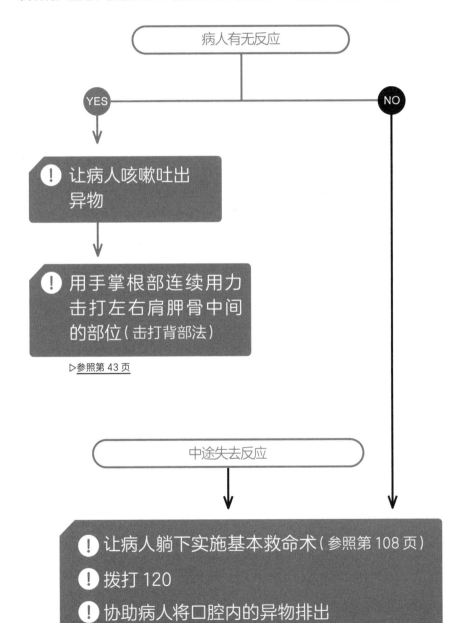

病人有无反应

YES

NO

❗ 让病人咳嗽吐出异物

❗ 用手掌根部连续用力击打左右肩胛骨中间的部位（击打背部法）

▷参照第 43 页

中途失去反应

❗ 让病人躺下实施基本救命术（参照第 108 页）

❗ 拨打 120

❗ 协助病人将口腔内的异物排出

其他解除窒息的方法

如果用击打背部法仍然无法解除窒息，可以尝试一下其他方法。

! 海姆立克法（腹部冲击法）

❶ 从患者身后环抱患者，一只手握拳，拇指放在肚脐正上方。

❷ 另一只手放在拳上，用力向斜上方压迫腹部。

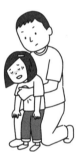

患者是儿童时

如果患者是儿童，要屈膝配合对方的身高。

! 胸部冲击法

*患者腹部较大（孕妇或肥胖人士）

❶ 从患者身后环抱患者，一只手握拳放在其胸口。

❷ 另一只手放在拳上，然后迅速向上压迫胸部。

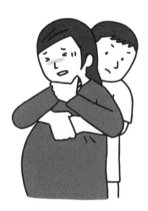

患者不满 1 岁时

❶ 让婴儿仰躺在一只胳膊上，手掌整体牢牢托住后脑勺。使其头部位置低于身体。

❷ 用另一只手的两根手指用力按压胸部正中数次。

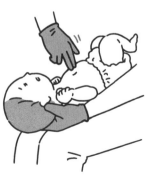

❗ 击打背部法

❶ 一只手从患者身后穿过其腋下，支撑其胸部与下颌部分，使其下颌后仰。

❷ 用手掌根部用力击打左右肩胛骨的中间部位。

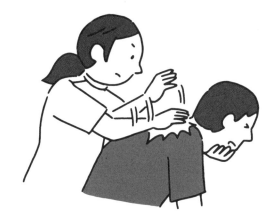

患者不满 1 岁时

❶ 让婴儿趴在一只胳膊上，用手支撑婴儿的下巴。将其头部保持在比身体更低的位置。

❷ 用另一只手掌用力击打背部正中间数次。

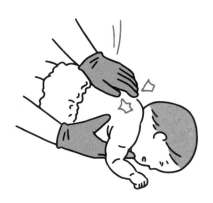

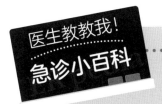

医生教教我！
急诊小百科

容易引发窒息的食品有哪些？

引发窒息的食品有坚果、果冻、糖、葡萄等。老年人和儿童吞咽能力、咳嗽的力量偏弱，因此食用时要把这类食品切成小块，或避免食用。

误吞异物

不要擅自强行催吐，应尽快去医院。

催吐反而会伤害身体

　　婴幼儿好奇心旺盛，对看到的、摸到的东西无不充满兴趣，都要塞到嘴里确认一下触感。因此，1~3岁的儿童尤其容易发生误吞异物的情况。

　　即使误吞，也一定不要强行把手放到孩子嘴里催吐。因为催吐会伤害食管等的黏膜、阻塞呼吸道引起窒息，或引发肺炎等。无论误吞了什么，如果判断或处理不当会很危险，应尽快请医生予以指导。

　　如果孩子误吞了下页所示的物品，请尽快去医院就诊。如果家中有容易误吞的物品或类似的物品，也可以一起带去医院。纽扣型或硬币型电池中，特别是锂电池的电压较高，伤害体内组织的可能性非常高。即便没有误吞异物的确切证据，只要有误吞的可能性，就要去医院就诊。

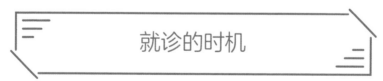

就诊的时机

要先了解孩子误吞了什么，数量是多少。带上疑似误吞的物品，可以作为诊断时的参考。就诊时去急诊科。

□ 误吞下页"应注意物品清单"中的物品，或直径超过 3cm 的较大物品

□ 出现呕吐、咳嗽不止或无法喝水等症状

应注意物品清单

杀虫剂、洗甲水、煤油

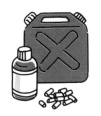

这些物品都非常危险，如果催吐可能会损伤食管的黏膜。洗甲水、煤油挥发性强，吐出时可能会被再次吸入，容易引发肺炎等肺部问题。

纽扣型或硬币型电池、磁铁

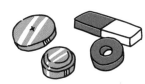

纽扣型或硬币型电池会在体内产生电流或被消化液腐蚀，从而导致内脏受损。磁铁会夹住胃壁或肠壁，多块滞留在体内可能导致穿孔。

家用洗涤剂

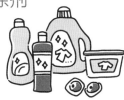

很多洗涤剂呈果冻状、块状，容易使孩子产生兴趣，洗涤剂本身带有芳香，孩子闻了会误以为是点心。

烟

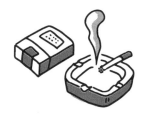

1根烟的尼古丁含量对婴幼儿来说足以致死，不过误吞后多会先引发呕吐，不至于发展成重症。浸泡过烟草的水里尼古丁浓度高，也特别危险。

尖锐异物

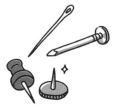

刀片、缝衣针、大头针等在体内有钩挂、刺伤内脏的危险。催吐可能会损伤黏膜，要去医院进行处理。

成人药品

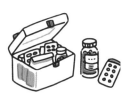

哪怕1片成人药品也可能会对孩子的生命造成威胁。特别是高血压、糖尿病、精神病病人的药，误吞后需要紧急处理，必须尽快就医。

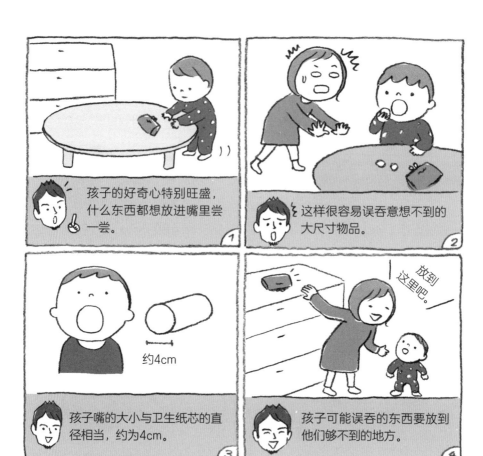

孩子的好奇心特别旺盛，什么东西都想放进嘴里尝一尝。 ①

这样很容易误吞意想不到的大尺寸物品。 ②

约4cm

孩子嘴的大小与卫生纸芯的直径相当，约为4cm。 ③

放到这里吧。

孩子可能误吞的东西要放到他们够不到的地方。 ④

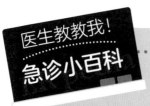

误吞纽扣型电池时喝蜂蜜管用吗?

误吞纽扣型电池时，如果孩子已满1岁，则可以喂1勺蜂蜜（5~10mL），然后去医院就诊。蜂蜜具有防止食管黏膜损伤的效果。但是不满1岁的孩子食用蜂蜜会增加罹患婴儿肉毒中毒综合征的风险，因此不建议喂食。

应急处理方法

误吞异物时只做最低限度的处理，要尽快去医院就诊。如果没有出现窒息，就要避免强行催吐。

步骤 ① 确认意识与呼吸

如果呼喊孩子反应差或有其他异常，要立即拨打120。

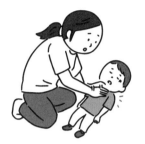

步骤 ② 确认什么时间误吞了什么东西，量是多少

如果误吞的东西有剩余，要一起带去医院。即便没有误吞的确切证据，只要有误吞的可能性，就要一同带去医院。

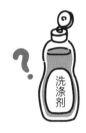

洗涤剂

步骤 ③ 向专业机构咨询

犹豫是否要就诊时，可打电话咨询相关机构（社区医院、儿童医院等）。

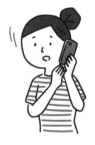

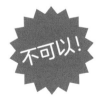

不可以！

☐ 不建议强行催吐

如能自然呕吐，可以让孩子自行呕吐，但不要强行催吐。催吐有可能使呕吐物堵塞咽喉，或伤及食管等器官。

耳、鼻中异物无法取出

> 如果是纽扣型电池，需要紧急处理！

强行取出反而更危险

　　孩子把小珠子、玩具零件等塞入自己的耳朵或鼻子中无法取出的情况并不罕见。塞进去后有时能立即发现，有时谁都没注意到，直到掏耳屎或挖鼻孔的时候才偶然发现。

　　耳中的异物必须紧急取出的情况比较少，去耳鼻咽喉科就诊即可。耳道比较狭小，即使能看到异物也难以自行取出，贸然采取措施甚至会将异物推向更深处。可尝试用回形针改造而成的耳勺（参照第49页）透过缝隙，降低将异物推向深处的风险。也可以直接去医院就诊。

　　鼻中的异物有时会从鼻孔深处落入咽喉，引发窒息等呼吸问题，因此需要特别注意。如伴随疼痛或出血，请立即去医院就诊。如果异物是纽扣型或硬币型电池，则会在短时间内损伤周围的黏膜，因此必须尽快去医院取出。

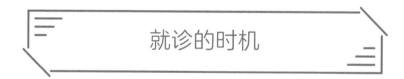

就诊的时机

注意不要让鼻中异物落入咽喉导致窒息，应尽快去医院取出。就诊时可去耳鼻咽喉科、急诊科等。

□ 纽扣型电池或尖锐异物堵塞

□ 有疼痛感或出血

应急处理方法

下面介绍在家就能取出异物的两种方法。试试看，如果有难度就不要勉强，尽快去医院就诊吧。

✓ **鼻子→"家长亲一亲"**

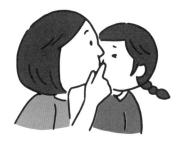

家长用手指堵住没有异物进入的鼻孔，用嘴完全覆盖孩子的嘴，突然吹一口气。左右的鼻孔在深处相连，有时能把异物吹出来。

✓ **鼻、耳→用回形针**

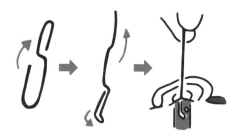

如图掰动回形针，将弯曲的一头做成耳勺一样的形状。这样的形状更容易把异物勾出来。切记只有确保孩子不乱动时才能这样做。

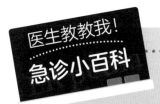

医生教教我！急诊小百科

这样抱孩子更方便诊疗

在给孩子取耳鼻中的异物时，有的医生会要求家长抱着孩子，不让孩子乱动。家长可以用大腿夹住孩子的双腿，用一只手按住孩子的身体与双臂，另一只手按住孩子的头不使其活动，让孩子紧紧地靠在家长身上。这样的姿势能让孩子保持不动，也有助于缓解孩子的不安。

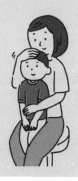

眼睛受伤

如感觉眼睛疼痛或视力变化，要尽快去医院。

眼睛受伤的原因大致分为三种

日常生活中易发生的眼睛受伤类型大致可分为三种。

第一种是"钝性外伤"，比如被球类砸中、运动比赛中与对手相撞、格斗比赛中被打等使眼睛周围受到强烈冲击导致的伤情。"钝性外伤"不仅会对眼睛造成影响，还有可能导致眼部周围的骨头骨折。

第二种是"尖锐外伤"，指由刀具、树枝、牙刷、铅笔等尖锐物品刺入眼睛而导致的伤情。

第三种是"化学外伤"，指因洗涤剂、药品等接触眼睛引发的伤情（参照第84页）。此外，长时间暴露于强紫外线之下或从事焊接作业的人也容易发生角膜炎症，即"紫外线角膜炎"，从而出现剧烈的疼痛。

无论是哪种情况，如外观的变化（出血、充血）和疼痛未改善、视力有变化，就需要尽快去医院就诊。这时如能告诉医生是哪种情况导致的受伤、原先的视力是多少，会有助于诊断。

就诊的时机

有疼痛、视力变化、出血或充血等外观的变化时，就要尽快去医院就诊。就诊时可去眼科或急诊科等。

☐ 眼白或眼珠有出血或充血　　☐ 金属、木质尖锐物品刺入
☐ 疼痛强烈且未改善　　　　　☐ 视力下降、视物模糊不清

应急处理方法

急救处理的方法因导受伤原因而异。确认有没有出血、视力有无下降后，再采取相应的措施。

✔ 受到撞击

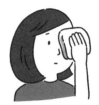

用毛巾包裹冰块等冷敷眼睛周围。眼睛周围的骨头可能发生骨折，因此要观察肿胀或疼痛的症状有没有越发严重。

✔ 异物刺伤

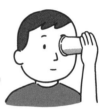

眼睛被尖锐物刺伤时，要立即前往有手术条件的眼科就诊。不要强行拔除刺入的物品。就诊前用纸杯等罩住眼睛以保护伤口。

✔ 化学外伤

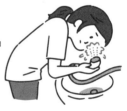

眼睛保持睁开状态，用流动的清水冲洗化学物质10分钟以上，然后去医院就诊。

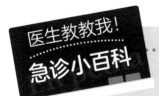

医生教教我！
急诊小百科

巩膜变得通红？

没有任何前兆的打喷嚏或咳嗽，巩膜（眼白）突然变得通红，这种状态叫"结膜下出血"。这种情况通常不会引发视力下降或疼痛，基本上不需要治疗，过几天血液逐渐被吸收，就能恢复到原先的状态。

痉挛

让病人在安全的地方躺下并观察其情况。

通过"恢复体位"预防窒息与受伤

　　痉挛是指大脑无法正常工作，身体紧绷、剧烈颤动的状态。有时是因为大脑本身出问题，有时则是由于心脏等其他脏器有问题，导致大脑无法正常地发挥作用。

　　痉挛发作时，特别注意不要让病人窒息或受伤。有时病人会呕吐，如果使其仰卧，呕吐物可能会导致窒息。建议让病人呈"恢复体位"（参照第53页），这样即使呕吐，呕吐物也能从口中流出。不过，即使病人口中有东西，救助者也不要将手指伸入其口中强行催吐。这是因为病人的牙齿可能会咬伤救助者，呕吐物还有可能被推向口腔深处。

　　病人呈坐姿或站立时都有可能发生痉挛。这时，可以让其在安全的地方侧卧，应避免躺在高处。

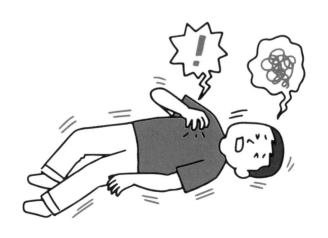

就诊的时机

原则上来说，痉挛发作时应尽快去医院就诊。即使症状很快消失，也不要自行判断，应尽快去医院。就诊时可去急诊科等。

尽快去医院

☐ 原则上要尽快去医院就诊

拨打 120

☐ 单次痉挛 5 分钟以上

☐ 1 天之内多次痉挛

☐ 只有身体的一侧发生痉挛

病人躺下时呈"恢复体位"

让病人侧卧，下方的胳膊向前伸或微屈，上方的手手背朝上，放在脸颊下，确保呼吸道通畅。为使身体保持稳定，要让上方腿的膝盖弯曲成直角。

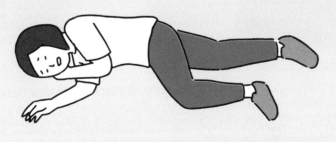

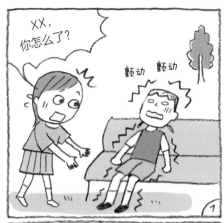

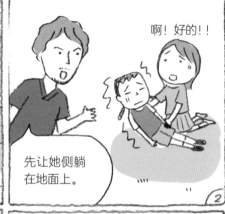

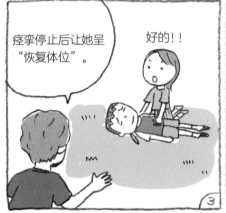

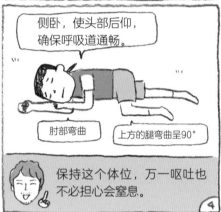

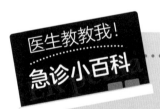

发生痉挛时往嘴里塞毛巾是错误的！

人们常以为痉挛时容易咬到舌头引发大出血，因此有人会往痉挛的人嘴里塞毛巾或将手指伸入其嘴里，但最好不要这样做。发生痉挛的人有时确实会咬到舌头，但这大多不会造成致命伤。往嘴里塞东西可能会导致病人窒息，救助者把手指伸入病人嘴里还可能被咬伤。

先检查这里!

01 面色是否苍白

02 眼睛的朝向

03 能不能说话

04 身体的哪个部位在怎样活动

05 大约痉挛了几分钟

如果时间允许,可以认真观察病人痉挛发作前、发作期间、发作停止后的样子。在诊断原因时,这类目击信息非常有用。要确认痉挛前病人有无其他症状、痉挛期间的面色、眼睛朝向、身体哪个部位在怎样活动,痉挛后是不是马上恢复精神、意识是否清醒等。

用视频记录痉挛发作的状态

病人痉挛发作后,家人或施救者可以记录病人的面色、眼睛朝向、痉挛了多久等信息。建议拍摄视频,这样能让医生充分了解病人当时的状态,就诊时能派上用场。

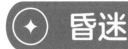 昏迷

不要将病人扶起，要让其侧躺。

降低头部位置，促进血流恢复

　　昏迷是指大脑血液流动不畅，短暂失去意识的状态。有的是由心律失常等心脏问题引发，有的则是因长时间站立导致。学生在早操会上失去意识倒下也是昏迷的一种。如果感觉不舒服不要强忍着，可以蹲下或侧躺下，这样能防止昏迷。

　　另外有一种相似的疾病——癫痫。癫痫是大脑进入异常兴奋的状态、失去意识或痉挛的疾病。

　　面色、症状的演变过程等目击信息对区分这两种情况很有帮助。因此要收集这类信息，如昏迷前做过什么，身体有无不适，失去意识前头部有没有受到撞击，有无胸痛等其他症状，失去意识时是否面色苍白，手脚是否脱力，意识恢复花费了多长时间等。这些都会成为诊断的依据。

　　昏迷是由大脑血液流动不畅导致的，昏迷时，无论病人是坐着还是站着，要让头部处在较低的位置。应立即让病人侧躺，一般来说几分钟就会恢复意识，如果超过10分钟仍未恢复，说明不是昏迷，而有可能是别的症状，如意识障碍。

　　如果是在运动中或躺着时没有任何预兆就突然失去意识，则有可能是由心脏疾病引发的，需要立刻就诊。

就诊的时机

需要区分是血液流动不畅导致的临时症状，还是意识障碍。意识未恢复的时候需要尽快采取急救措施。就诊时可去急诊科等。

尽快去医院

☐ 失去意识时受伤

拨打 120

☐ 侧躺下 5 分钟后意识仍未恢复

☐ 运动中失去意识

☐ 侧躺状态下失去意识

☐ 无任何预兆突然失去意识

不要让昏迷的病人一直坐着

病人坐着时失去意识，如果周围的人仍扶他坐着，在重力作用下，会导致头部血液流动迟迟不能恢复。一定要让病人侧躺下。

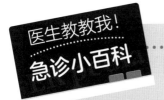

医生教教我！
急诊小百科

贫血也会导致失去意识?

以往人们把类似在学校早操时失去意识的情况称为"贫血"，但这在医学上是错误的。贫血是指由于出血等原因导致血液成分减少的状态，而昏迷则是由大脑血流不畅引起的，不一定是贫血，可能仅仅是血液在体内分布不均衡而已。

过敏反应

> 要注意观察是否出现呼吸障碍或意识障碍。

有时症状恶化的速度以分钟为单位

过敏是指保护身体免遭细菌、病毒等异物侵害的免疫系统过度发挥作用而引发的痛苦症状。食物过敏、花粉症、过敏性皮肤病等都是日常生活中常见的因过敏导致的疾病。过敏的症状多种多样，有的是发痒、皮肤起疹子，这种变化一看便知；也有的是呼吸困难、腹痛、低血压等内脏发生的难以自行明确的症状。皮肤症状（出疹子、发痒、水肿）、呼吸器官症状（呼吸困难、喘鸣）、循环器官症状（血压下降、意识模糊）、消化器官症状（腹痛、呕吐）等四类症状中，同时发生两种以上症状的情况被称作"过敏反应"，是一种剧烈的过敏。

医院为了找到引发过敏的原因，有时会参考血液检查的结果，但很多时候即使进行血液检查仍不能找到原因。食物、服用的药品、生活习惯等多种因素同时作用的情况也很常见，因此可以记录下出现症状前的活动、饮食内容等，并告知医生。例如，有的食物本身并未导致过敏，但吃过后做运动却可能引发过敏反应，因此这些记录可以作为诊断的依据。

过敏症状有的只是轻度瘙痒，但也有攸关性命的。特别是呼吸困难或意识模糊时，紧急程度非常高，要立即采取急救措施。

就诊的时机

如出现皮肤或黏膜的症状、呼吸困难或发出喘鸣声等呼吸器官的症状、血压下降等循环器官的症状或腹痛呕吐等消化器官的症状，就可以判定为紧急情况。就诊时可去急诊科等。

尽快去医院

- ☐ 全身出疹子、强烈瘙痒、面部出现水肿
- ☐ 腹痛严重
- ☐ 呕吐

拨打120

- ☐ 面色苍白
- ☐ 冒冷汗
- ☐ 意识模糊
- ☐ 呼吸困难，声音沙哑（发出喘鸣声）

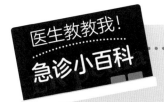

医生教教我！急诊小百科

瘙痒可通过冷敷改善吗？

荨麻疹发作等瘙痒严重时，虽然医院会开止痒药，但很多时候往往不管用。瘙痒也会随体温升高而加剧。因此，要避免因洗澡、盖被子、饮酒等让体温升得过高的情况发生，瘙痒严重的部位可用毛巾包裹冰块等冷敷。

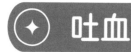

吐血

如吐血应立即去医院。

拍下呕吐物的照片

吐血，指血从口腔中吐出，一般是食管、胃、十二指肠出血，吐出后不久就从红色变成黑色。吐血时，原则上要尽快去医院就诊，特别是反复吐血、面色难看、走路不稳、心跳过速（心悸）时，需要尽快去医院，请医生判断是否应立即做胃镜等检查。

有时候，吐血短暂停止后会再度吐血。吐血时可能会出现一瞬间失去意识的情况，或观察过程中出现意识状态变差、心脏停止跳动等情况，因此一旦吐血，一定不要强忍着，要立即去医院。如时间允许，可将呕吐物装入袋中带去医院，或拍下照片，这样有助于医生诊断。

不要通过吐出的血量来判断病情的紧急程度。即使血量较少，有时候也可能是胃部大出血，因此一旦吐血，都应视为特别紧急的情况。如果呕吐物中有血液混杂或附着，这种情况虽然不需要立即拨打120，但一定要尽快去医院就诊。

出血的原因多种多样，大量饮酒的人、患有肝硬化的人、经常服用止痛药的人、有大动脉疾病的人等都需要特别注意。另外，有时反复呕吐后呕吐物会发红，其原因是呕吐导致食管受损伤，这时候也要尽快去医院就诊。

先检查这里!

要确认吐的是混杂血液的呕吐物，还是血液本身。如果吐的是血液本身，则是特别紧急的情况。可以拍下呕吐物的照片。

01 呕吐物的性状

02 是不是贫血症状，如走路不稳等

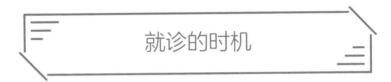

就诊的时机

吐血时，原则上无论量多量少都要尽快去医院就诊。可将呕吐物装入袋中带去医院或拍照。就诊时可去消化内科等。

尽快去医院

☐ 面色不佳

☐ 走路不稳

☐ 心悸

拨打 120

☐ 意识状态差

☐ 吐出大量血液

☐ 反复吐血

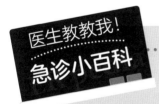
医生教教我！急诊小百科

真是吐血吗?

流鼻血时血液偶尔会流入咽喉，如果未及时吐出，而是流入食管，之后可能会呕出血液。此外，剧烈咳嗽后吐出的痰中可能混有血液，或吐出血液，这种情况是气管或肺出血导致的"咯血"。

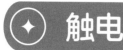 **触电**

在确保自身安全的前提下再救人。

无法通过外表的伤判断受伤程度

触电，指电流通过人体导致皮肤灼伤或脏器受损伤。其原因有家中插座漏电、触碰断开的电线、遭雷击等。电流特别容易通过肌肉、神经、血管等传导，因此这些组织更易遭受损伤。

电流通过会产生热，从而引起灼伤，因此电流的出入口处几乎都会被灼伤。心脏是由肌肉组成的，触电会导致心脏突然停止跳动、心律失常并失去意识，这时多会因摔倒而受伤。此外，还会出现灼伤疼痛、肌肉坏死引起的全身疼痛、血液检查出现异常、血管与神经遭破坏等各方面的异常。

如果怀疑是触电，原则上要尽快去医院就诊并接受全身检查。如果时间允许，可用自来水冲洗灼伤部位，然后用干净的纱布、手帕等包裹后再去医院就诊。如果触电者无反应或意识状态差，施救者应立即拨打120。

采取急救措施时应注意保护自己不要触电。为切断电流，要先切断电源，如断电或将插头从插座上拔出。不要直接用手触碰，可以戴上橡胶手套等以确保自身安全。为预防触电，不要用湿手触碰电器。

先检查这里!

触电后可能会因失去意识而摔倒、受冲击被弹飞并受伤。
不要直接用手触碰触电的人。

01 有没有意识

02 摔倒后有没有受伤

03 有没有灼伤（如有时间可以用自来水冲洗降温）

就诊的时机

即使外表看上去没有明显变化，体内仍可能遭受重大损伤，一定要及时去医院就诊。就诊时可去急诊科等。

尽快去医院!

☐ 即使看上去没什么大碍也一定要尽快去医院就诊

拨打 120

☐ 触电者无反应
☐ 意识状态差

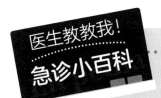

医生教教我!
急诊小百科

电源不同，受伤程度也不同?

接触直流电源后，肌肉会瞬间收缩，触电后立即被弹飞的现象很多，因此从高处跌落、摔倒而负重伤的概率很大。而接触交流电源后，由于肌肉会反复收缩，接触电源的身体部位（多是手）无法脱离电源，导致电流长时间在体内流动，身体组织容易遭受特别严重的损伤。

急性酒精中毒

意识状态如果变差就需要注意！

护理时让病人侧躺，呈"恢复体位"

饮酒后可能会感觉心情舒畅，还会说醉话、走醉步，达到"微醺"状态，不过一旦饮酒过量，血液中的酒精浓度升高，身体容易出现各种不适症状，甚至呈现出急性酒精中毒的状态，如呕吐、意识状态变差、呼吸减弱等。

"醉"的程度与酒的种类无关，而是取决于体质、当天的身体状况、饮酒习惯、摄入的酒精总量、饮酒速度等。频频一饮而尽会导致血液中酒精浓度急剧升高，也更容易醉。

如果有人烂醉如泥，需要确认其有无意识，判断其是否能正常呼吸。如果出现意识状态差、呼吸减弱、面色难看、持续呕吐等症状，则需要尽快送去医院就诊或拨打120。其他疾病或伤情也会导致意识状态差，因此需要注意区分。

此外，如果正在呕吐的人仰面躺着，有可能会造成窒息，因此要让他侧躺，使其下方的手向前伸出并轻度弯曲；上方的手手背向上，从脸颊下穿过。为保持身体稳定，还要使其上方的腿弯曲成直角，呈"恢复体位"（参照第53页）。

另外，急性酒精中毒会导致体温下降，为不使身体受凉，需要用毛毯等保温。

就诊的时机

病人烂醉如泥的时候，旁边要有人随时确认其脉搏与呼吸状况。呼喊病人却没有反应时，是非常紧急的情况，需要立即送医。就诊时可去急诊科等。

尽快去医院

☐ 面色差

☐ 多次呕吐

拨打120

☐ 呼喊病人时反应差

☐ 呼吸弱，时有中断

应急处理方法

急性酒精中毒时体温容易下降，因此要做好保温。注意不要让病人因呕吐物堵住气管而窒息。

✔ 如果病人看起来要呕吐，
  应使其侧躺呈"恢复体位"
  (参照第53页)

✔ 用毛毯等保温，
  以防身体受凉

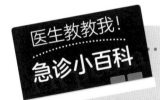

医生教教我！
急诊小百科

饮酒适量是指多少?

适度饮酒的量因酒的种类而不同。饮酒后脸不发红的健康男性一天大约可以喝啤酒 500mL、清酒20mL、烧酒10mL、葡萄酒2杯150mL、威士忌1杯150mL；饮酒后脸发红的人，或是女性、老年人，其饮酒量需减半。

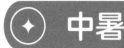 **中暑**

在阴凉处休息，及时补充水分并降温！

儿童与老年人更需要注意

中暑，指身体无法很好地适应炎热环境时发生的症状，体内产热与散热失衡，导致体温显著上升。人在气温高、湿度高、风力弱的环境中容易发生中暑。夏季在太阳下运动或工作时身体不适是典型的例子，也有跌倒后动弹不得或身体感觉不适而无法动弹，结果导致长时间身处较热的环境而中暑。

儿童、老年人、有精神疾病的病人多难以进行自我管理，他们身边的人需要格外注意。

中暑的症状有眩晕、站起时眼前发黑、腿肚子抽筋等轻症，以及头痛、恶心、倦怠感、发呆等中症，而意识不清则是重症。如怀疑是中暑，要先去阴凉处躺下。中暑往往会引发大量出汗导致体内矿物质大量流失，因此要摄入含盐分的水，并让身体降温。意识不清时，需要尽快送医。即使是轻症，如果症状长时间未得到改善，最好也尽快去医院就诊。

中暑不仅要看症状的轻重，还要通过恢复的程度来判断。并不是说轻症就无大碍，而是要观察病程，只有症状得到改善，身体状况恢复良好才能说没问题。不要轻视中暑，遇到类似情况，一定要及时去医院就诊。

中暑的程度

轻症（Ⅰ度）	·眩晕、昏迷 ·站起来眼前发黑	·腿肚子抽筋（肌肉僵硬）
中症（Ⅱ度）	·头痛 ·恶心	·倦怠感 ·发呆（轻度意识障碍）
重症（Ⅲ度）	·意识障碍 ·痉挛 ·四肢活动障碍	·高体温 ·肝功能障碍、肾功能障碍、血液凝固障碍

就诊的时机

不知不觉间症状可能会加重，要尽快转移到阴凉处，如补充水分后仍未能恢复状态，就要尽快去医院就诊。就诊时可去急诊科等。

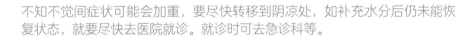

尽快去医院	拨打120
☐ 采取措施后仍未得到改善，反而有恶化倾向	☐ 症状严重，无法动弹，意识状态差

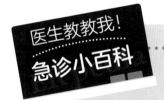

为什么老年人容易中暑?

老年人在炎热的室内中暑的新闻报道层出不穷，这是因为随着身体老化，老年人对温度的感知能力越来越弱，难以感到炎热或口渴，长时间待在酷热环境下，很容易引发中暑。随着年龄的增长，人体调节体温的功能变得迟钝，热量在体内难以散发出去。此外，也有人因脑出血、心肌梗死等摔倒而动弹不得，结果在炎热环境下身体无法活动而导致中暑。

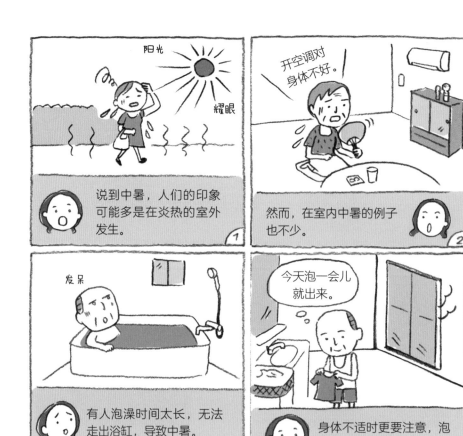

1. 说到中暑，人们的印象可能多是在炎热的室外发生。

2. 然而，在室内中暑的例子也不少。

3. 有人泡澡时间太长，无法走出浴缸，导致中暑。

4. 身体不适时更要注意，泡澡时间不宜过长。

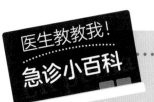

小心在车内中暑

儿童调节体温的功能尚未发育成熟，热量容易积聚在体内。而且，儿童体内水分含量比大人高，因此受外界气温的影响，体温会很快上升。炎热天气下，门窗关闭的车内温度最高可达57℃，空调停止后15分钟内中暑的风险就会飙升，因此需要格外注意。

应急处理方法

通过淋浴或冰敷等给身体降温，并及时补充水分，可摄入含盐分的饮料。

步骤①在阴凉处躺下休息

先将病人的衣服脱下来，松开腰带与领带。还可以用喷雾器等直接往皮肤上喷温水、吹风扇、扇扇子等。

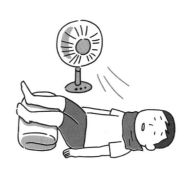

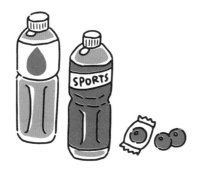

步骤②摄入含盐分的水
（口服补液盐散等）

补水时，含盐分的水比单纯的水更容易被身体吸收。恶心、意识不清时，水有进入呼吸道的风险，因此喝水时身边要有人看护。

步骤③让身体降温
（灵活运用冰凉枕、冰袋等）

脖子的两侧、腋下、大腿根处等血管较粗的地方可用冰袋等冷敷。通过冷却减缓血流速度，让全身温度降低。

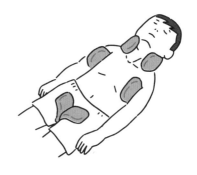

洗澡事故

更衣室、浴室要做好防滑和保暖，预防发生意外或受凉生病。

谨防热休克

近年来，在浴室中猝死或发生事故的情况有所增加。亚洲人有在浴缸里长时间泡热水澡的习惯，与其他地区的人相比更容易在洗澡时发生事故。

血压的急剧变化是在洗澡时发生事故的原因之一。从温暖的室内来到气温较低的更衣室或浴室，血管会在短时间内收缩，导致血压上升。此外，在温水浴缸中泡澡会使血管舒张，导致血压下降，进而令人短暂失去意识从而发生溺亡等事故。血压忽高忽低也会对身体造成较大负担，出现"热休克"状态，引发心肌梗死或脑卒中，因此需要注意。

此外，不建议餐后立即洗澡。就餐后血液向消化道方向的流动增加，立即洗澡可能会出现虚脱、失去意识等状况。如今洗澡事故频发，因此老年人或身体欠佳者在洗澡前可以和家人说一声。

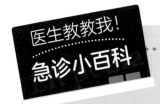

医生教教我！

急诊小百科

救助的时候把水放掉

尽可能把病人从浴缸中抬出来再进行急救，这样会更有效，建议先把浴缸里的热水放掉，这样也便于急救人员抵达现场后迅速采取措施。病人还有意识的话，可用毛巾等保温，让其在温暖的地方休息。

预防方法

洗澡事故大多可通过采取相应的对策进行预防。关键是要防止温度剧烈变化，发生事故。

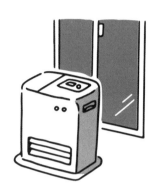

- ☐ 提前在更衣室、浴室制热
- ☐ 洗澡水温度不要太高，不要长时间泡澡
- ☐ 不要从浴缸中猛地站起来
- ☐ 餐后不要立即洗澡，饮酒后避免洗澡
- ☐ 洗澡前和家人说一声，让家人帮忙留意

应急处理方法

如发现有人在浴缸中浑身乏力或昏迷不醒，应先把浴缸里的水放掉，然后立即呼救，尽快把人从浴缸中抬出来。

尚有意识	没有意识
根据情况就诊	**拨打120**
如受伤，用干净的毛巾或纱布按压伤口。就诊时可去急诊科。	如果没有呼吸，需立即进行心脏按压（参照第110页）。

婴幼儿跌落

孩子会做意想不到的事，要留心预防。

先呼喊孩子的名字确认有没有意识

婴幼儿头部重量占全身体重比例较大，重心比成人高，因此摔倒的风险更高。此外，婴幼儿好奇心强，时常会做些大人意想不到的事情。

在室内，孩子从沙发、婴儿椅、婴儿床、楼梯、婴儿背带上跌落的风险较高。在室外，从台阶、自行车或公园里的游乐设施上跌落的情况则占多数。

为了预防这类情况发生，要从孩子学会翻身后采取一些有效的预防措施，如不要让孩子在沙发上睡觉、升高婴儿床的围栏、在楼梯上下处设置婴儿安全门。特别是阳台，若阳台为半封闭或窗户大开，孩子就有翻越阳台跌落的可能性，注意不要在阳台放置能垫脚的东西。

如发现孩子跌落，应先确认孩子有无意识，如果没有意识应立即送医院或拨打120。如果还有意识，且状态与平时一样，则可以暂时在家谨慎观察情况。如有出血，则可用纱布覆盖、按压患处，做止血处理。不过，如果是耳、鼻出血，则说明紧急程度高，应即刻拨打120。

孩子反复呕吐、自述头痛的时候，也要尽快去医院就诊。如果观察到孩子与平时有点不一样，如变得嗜睡，对原本喜欢的东西不再感兴趣、高兴不起来等，最好也去医院请医生予以诊断。

就诊的时机

婴幼儿无法用语言表达自己的不适，跌落后要密切观察孩子的情况。如果状态与平时不同，就不要犹豫，赶紧去医院吧。就诊时可去儿科急诊、小儿外科等。

尽快去医院

- ☐ 出血
- ☐ 反复呕吐
- ☐ 自述头痛
- ☐ 嗜睡
- ☐ 某一侧的手脚难以活动

拨打 120

- ☐ 痉挛
- ☐ 耳鼻出血
- ☐ 没有意识
- ☐ 呼喊名字时反应差

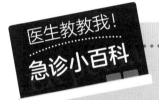

医生教教我！
急诊小百科

创造即使孩子脱离视线也相对安全的环境

急诊医生不会对因孩子受伤来就诊的家长说"不要让孩子脱离视线"。大人也是人，很难做到24小时时刻关注孩子。对于已经发生的事故，医生会和家长一起思考，为了下次不再发生这类事故应注意些什么，可以采取哪些预防措施等。

✦ 老年人跌倒、跌落

不要强行搬动老人。

跌倒的原因也要告诉医生

老年人跌倒、跌落容易造成骨折或颅内出血等重伤，而且还可能因一次骨折或受伤就导致卧床不起，需要长期看护。老人受伤后痊愈比较费时间，导致他们的运动积极性下降，或对自己失去信心等，从而对生活造成很大的影响。

跌倒的原因有肌肉力量下降、宿疾、家庭内的环境（有无台阶、扶手）等，病人是单纯的跌倒还是因昏迷、麻痹导致的跌倒，还需要对原因多加注意。

容易摔倒的地方有浴室、台阶等，哪怕是电线、被子等形成很小的高低落差也有可能导致跌倒，因此要多加注意。可叮嘱老人使用扶手或防滑垫，同时在居住环境做出调整，比如脚下不放杂物，保证充分的照明，让老人能看清脚下。

一旦发现老人跌倒，如对方没有意识或呼吸，要立即拨打120。如果还有意识，但疼痛严重无法动弹，就不要强行搬动老人，在安全的地方等待急救人员到来即可。如有出血，可使用干净的毛巾或纱布按压伤口。

如果患处肿胀严重，可用毛巾包裹冰块等进行冷敷。如怀疑发生骨折，可进行急救处理，用夹板固定患处（参照第24页）后再送去医院。有的老人跌倒了也会强忍着不喊痛，因此需要密切观察。

就诊的时机

先确认有没有意识，如果没有意识要立即拨打120。就诊时可去急诊科等。

尽快去医院

☐ 老人说头痛或恶心

☐ 出血

拨打 120

☐ 没有意识

☐ 一副筋疲力尽的样子

☐ 痉挛

☐ 疼痛强烈无法动弹

应急处理方法

如有出血或肿胀要采取急救措施。有时候老人即使疼痛仍然会强忍着，要确认有没有肿胀的地方。

✔ 如有出血，用纱布等按压止血

✔ 肿得严重的时候用冰袋等冷敷

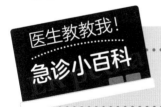

医生教教我！急诊小百科

注意长期观察有没有出现其他症状

碰撞到头部去医院就诊，通过CT（电子计算机断层扫描）等检查未发现骨折或出血，但几周或1个月过后又会出现头痛、恶心、意识状态差、无法动弹等症状，这种病叫"慢性硬膜下血肿"。老年人、正服用促进血液流动药物的人或正在做透析的人都很容易发生这种情况。

〈 脑卒中的症状确认 〉

脑卒中发病后要早去医院，治疗的选项更多，预后也会不一样。如果有符合以下描述的症状，要立即拨打120。

🔍 | 脑卒中及早发现至关重要

"FAST"这个词包含着我们急救医生的愿望："如果怀疑是脑卒中，请立即来医院！"如有以下早期症状，说明是脑卒中的可能性很高。

F Face= 面部麻痹

· 笑的时候半边脸下垂
· 嘴角下垂

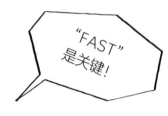

"FAST"是关键！

A Arm= 胳膊麻痹

· 举起双臂，一只胳膊会不由自主地垂下来
· 无法保持在一定高度

S Speech= 语言障碍

· 口齿不清
· 听不懂别人说话
· 话很难说出口

T Time= 时间

· 尽早发现脑卒中至关重要。争取在发现后的4个半小时内治疗

?

什么是脑卒中？

脑卒中，指大脑血管发生障碍的三种疾病（脑血管障碍）的总称，这三种疾病分别是造成脑血管阻塞的"脑梗死"、造成脑血管破裂的"脑出血"和"蛛网膜下腔出血"。

✓ | 日本湘南急救中心独创的检查方法

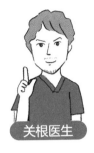

关根医生

我来给大家介绍一些即使没有自觉症状也能发现脑卒中的检查方法！

检查方法1

能否抓住绳子的正中央

空间认知能力出现障碍时，就无法抓住绳子的正中央。这种状态下视野缺失一半，看不到左侧或右侧视野中的东西。

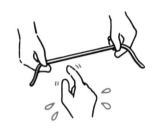

右手摸左……哪边？

检查方法2

能否听懂只包含语言的指示，如"右手摸左耳耳垂"

如果给出的指示附带有动作，有时候还能模仿出来，但如果发出的指示就只是一句话（不带动作），就无法分辨左右。

检查方法3

能否说出被指出的东西的名称

如果大脑负责语言的区域受损伤，哪怕是眼前常见的东西也说不上名称。

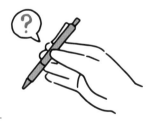

请重复一遍。

检查方法4

能否复述长句

即使能将心中所想之事表达出来，也无法复述像"这么好吃的橘子一个都没吃到"这样的长句。

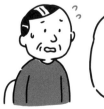

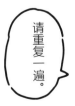

〈 可以保命的急救要领 〉

拨打 120 时不要慌张，要冷静、准确地传达信息。在争分夺秒的情况下，直截了当地传达必要信息至关重要。

📞 | 拨打 120 的方法

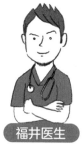

福井医生

> 告知是从什么时候开始感觉不适的。

接线员会一边提问一边听取必要的信息，因此不必担心。要告知"是从什么时候感觉不适的"，这样接线员更容易判断紧急程度。

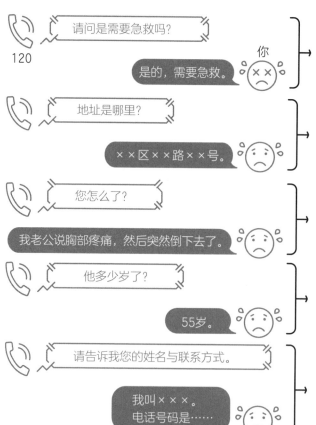

请问是需要急救吗？
120

是的，需要急救。
你

→ 先明确告知接线员"是急救"，请求急救。

地址是哪里？

××区××路××号。

→ 地址一定要具体到区、街道等。如果是不熟悉的地址，则可以告知附近的标志性建筑物、十字路口等。

您怎么了？

我老公说胸部疼痛，然后突然倒下去了。

→ 告知"谁""什么时候开始""怎么了"。在已知的范围内告知有无意识与呼吸。

他多少岁了？

55岁。

→ 告知病人的年龄。如果是外出时不认识的人，可告知从外表推断的大致年龄。

请告诉我您的姓名与联系方式。

我叫×××。电话号码是……

→ 告知姓名与呼叫后能联系上的电话号码。救护人员可能会联系你问路等。

| **越是紧急，越要冷静**

如果眼前的人突然倒下或自己的身体状况突然恶化，人通常都会很慌张。可是，只有沉着冷静地采取行动，才能保住他人或自己的性命，因此遇到这种情况，先做个深呼吸，然后冷静地应对吧。

要点 ① 犹豫不决的时候拨打120

如果对是否拨打120犹豫不决，那就立即拨打120吧。刚开始请求急救的时候可能会紧张，电话打通后，接线员会引导你接下来该怎么做，因此大可放心。为了在紧急时刻不至于慌里慌张，建议提前学会第78页介绍的"拨打120的方法"。

要点 ② 手机设为扬声器模式

无论是否需要采用"基本救命术"，都不能离开伤病者。拨打120时，用手机比固定电话更方便。可将手机设置为扬声器模式后放在地板等处，以便听从接线员的指令。可以一边打电话一边实施"基本救命术"，这样有望提高病人的生还率。

希望大家一定要记住

- 📞 如果发现路上有不认识的人倒下，在拨打120后，如果情况允许，急救人员到达之前千万不要离开。
- 📞 如果在室内需要急救，一定要先打开房门，尤其是独居时，打开房门，更便于急救人员施救。
- 📞 除拨打120外，大家也可以确认所在地区或附近医院是否有其他急救联系方式。比如，北京地区还可拨打999。

| ## 为确保在就诊医院顺利得到救治

要点

1 同时准备好服药记录本和社保卡

去医院时要携带好社保卡。如果有宿疾，医生会问及正在服用的药，因此建议同时带上服药记录本。如果没有服药记录本，带上正在服用的药也可以。平时就把社保卡和服药记录本放在一起，就不会事到临头慌里慌张。

带什么

· 社保卡

· 服药记录本
（或平时服用的药）

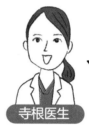

寺根医生

服药记录可以是复印件，也可以记录在手机里！

要点

2 让了解病人平时生活情况的人陪护

如果有多名家属陪同到医院，最好是由了解病人身体状况变差过程以及平时健康状况的人陪护。因为了解病人平时身体状况的人，能更好地回答病人是在怎样的情况下身体状况变差的，从而有助于诊断。

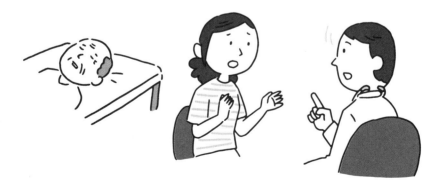

*该部分内容已根据国情做本土化处理。

生活中的小状况

本章介绍的都是日常生活中易发生的小状况。

是否需要去医院，放任不管又放心不下时，

学会这些处理方法，即可防止病情恶化。

Shonan ER
Doctor teaches!
FIRST AID

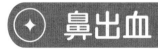 **鼻出血**

不要按压鼻根，按压鼻翼。

离鼻孔近的地方容易出血

鼻孔虽小，但鼻孔深处的空间就像洞穴一样直通咽喉部。鼻血就是从这个洞穴的某处流出来的。最容易出血的地方就是离鼻孔近的地方。因此，按压鼻翼左右两侧，像捏住鼻子那样，能止住绝大多数的鼻出血。此时，可用嘴巴呼吸。

如出血量较多，血液会流入咽喉，如果呈仰头姿势按压鼻翼，血液流入咽喉部位后就会流入口中。如果不慎吞下血液可能会觉得恶心反胃，因此需要注意。

如果采取按压鼻翼的止血方法持续30分钟仍流血不止，就有可能是鼻子深处出血，要尽快到医院就诊。

此外，有时在鼻子深处积存的血液会变成像猪肝状的血块后再被排出，这是血液已充分凝固的表现。等血块从口鼻中被排出后，需继续按压止血。

喜欢抠鼻子的人容易鼻出血，尤其在干燥的冬季容易鼻出血。出血时如果能止住，就无须过度担忧，但如果采取恰当措施后仍无法止血或依旧频繁出血，则需要进行血液检查，以检查有没有其他引起鼻出血的疾病。

为预防再次出血，接下来几天内要避免激烈运动、饮酒或洗澡。

就诊的时机

出血30分钟以上仍止不住的时候，可能是鼻子深处出血。这种出血需要进行治疗，请到医院接受检查。就诊时可去耳鼻咽喉科。

☐ 按压鼻翼30分钟仍无法止血时

☐ 站起来眼前发黑、走路不稳时

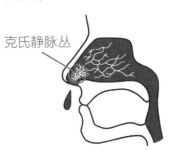

克氏静脉丛

容易出血的部位

{ 容易出血的部位是位于距离鼻孔入口1~1.5cm处的克氏静脉丛，那里集中分布着鼻黏膜的血管。}

应急处理方法

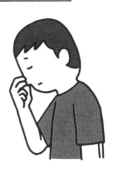

✔ **低头，捏住鼻翼按压**

鼻出血大多数情况是鼻孔入口附近的部位出血，可用手指捏住鼻翼按压。此时，按压鼻根是错误的。为防止吞下血液可保持低头姿势，如果流入咽喉可将其吐出。

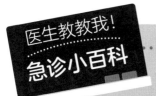

医生教教我！
急诊小百科

塞卫生纸好不好？

发生鼻出血时，很多人都会往鼻孔里塞卫生纸。鼻出血有时会自然止住，因此塞卫生纸等倒也不能说不好，但有时这样做会导致出血部位未能得到很好的按压。随意塞卫生纸有时候还会伤到黏膜，因此需要注意。

异物进入眼睛

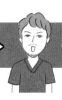

去医院前应
先冲洗眼睛。

立即冲洗眼睛

　　眼球是个球体，但与外界接触的地方只有被眼睑覆盖的眼球的前半部分。这部分有异物进入的话，就会导致疼痛或异物感。

　　进入眼睛的异物不同，造成的损伤也不一样。绝大多数异物都可以先用清水或生理盐水冲洗。不过需要特别注意，如果是生石灰入眼，可滴入植物油，然后用棉签拨出石灰。千万不要用水清洗，避免眼睛灼伤。如果是熟石灰则可用清水或生理盐水冲洗。如果隐形眼镜很难取下来，可充分补水后再尝试。

　　此外，危险的物品进入眼睛，造成视力障碍（视物困难）或疼痛时，应前往医院就诊。对眼睛来说，比较危险的物品有酸性、碱性的化学制品，比如我们身边的各种洗涤剂等。如果不了解进入眼睛的成分，可携带实物去医院。

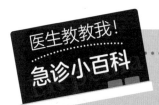

医生教教我！
急诊小百科

医院会采取什么措施？

异物进入眼睛时，在医院进行的治疗也是冲洗干净。特别是碱性化学物质进入眼睛的时候，有时会导致眼睛慢慢受损伤，因此需要花较长时间用大量的水来冲洗。

就诊的时机

洗涤剂等化学制品进入眼睛时要尽快去医院就诊。如果不清楚异物的成分，可带实物去医院。就诊时可去眼科等。

☐ 酸性或碱性的物品进入眼睛时

☐ 出现视力障碍（视物困难）时

☐ 眼睛疼痛不止时

应急处理方法

非生石灰的异物进入眼睛，可用大量的自来水冲洗眼睛。如果受伤的是孩子，可用水压较小的淋浴喷头等。

✔ **将脸浸入水中，**
并一直眨眼

流水冲不到的时候，可以像洗脸那样将脸浸入水中，并多次眨眼。

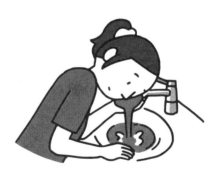

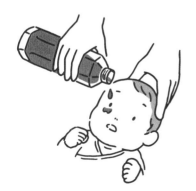

（如果受伤的是孩子）

✔ **用淋浴喷头或瓶装水冲洗**

如果孩子无法配合将脸浸入水中清洗，可用水压较小的淋浴喷头或瓶装水缓慢轻柔地冲洗。

鼓膜受伤

受伤后注意不要让冷水或热水进入。

多数会自愈，但还是要去耳鼻咽喉科检查一下

用挖耳勺或棉签掏耳屎的时候误伸到耳朵深处，有时会伤到鼓膜或外耳道。此外，被打耳光或耳边有巨响时，也可能会因风压引起鼓膜损伤。症状多为耳痛、耳朵出血，有时也会引起耳聋或眩晕。

虽然受伤的鼓膜多数会自愈，但仍需要去医院诊断鼓膜是否受伤、耳中是否有血液沉积、是否会导致听力下降等。因此，建议尽快去耳鼻咽喉科检查一下。鼓膜受伤还可能并发细菌感染，因此应注意不要让洗澡水等进入耳朵。

给别人掏耳屎时往往把握不准，其实耳朵深处的耳屎会自然向外移动，并不需要频繁地掏。掏耳屎时，将挖耳勺伸入耳孔入口内1cm左右即可，不要再往更深的地方掏。特别是棉签等容易伸到耳朵深处的物品，更要特别小心。

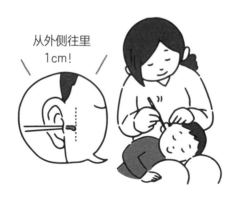

从外侧往里1cm！

就诊的时机

耳朵里稍有痛感，只要不眩晕，紧急程度就不高。如果有放心不下的症状，建议随时去医院就诊。就诊时去耳鼻咽喉科。

☐ 出现耳朵痛、出血、听力下降或眩晕等症状

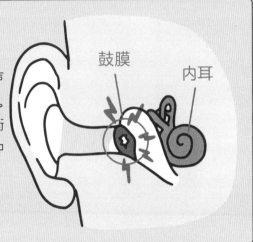

如果鼓膜破裂

鼓膜一旦破裂，就无法传递声音，耳朵也就听不见声音了。鼓膜再往里是掌管听觉与平衡感的内耳，内耳如受到强烈冲击有时会引起眩晕。

鼓膜

内耳

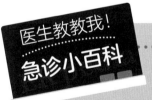

医生教教我！
急诊小百科

鼓膜受伤为什么要去医院?

鼓膜上附有3块传递声音所需要的小骨头，即听小骨。鼓膜的伤大多会自愈，但听小骨如受损伤，可能会导致无法治愈的耳聋，因此需要去耳鼻咽喉科检查一下耳朵深处。

腿抽筋

 腿抽筋时可以试试拉伸肌肉。

通过按摩或拉伸肌肉预防

　　腿抽筋时，腿部的肌肉会不受个人意志的控制而剧烈伸缩数秒至数分钟，并伴有剧痛。体内矿物质含量的异常变化或怀孕等容易引发腿抽筋，但绝大多数的腿抽筋都没有特殊的原因。腿抽筋时可采取拉伸肌肉的措施。有时可能靠自己难以拉伸，这时可脚底蹬地让身体前倾，这样可有效地让抽筋的小腿肚子的肌肉得到拉伸。此外，还可以用温水冲淋抽筋的腿，或将腿泡在放有温水的浴缸里。

　　如果没有其他不适，只是腿抽筋，可暂时在家观察。如果伴随着其他的身体不适，腿抽筋会慢性反复发作（持续数周以上），就要去医院就诊，看看是否由其他疾病引发。

　　为预防腿抽筋，建议饮食均衡，睡前做一做拉伸。

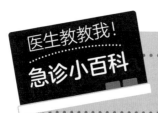 医生教教我！ 急诊小百科

睡觉时腿抽筋怎么办？

睡觉时腿抽筋，不仅特别痛，还会使人担惊受怕。腿抽筋的状态下很难采取各种措施加以处理，因此要想方设法拉伸抽筋的肌肉，也可以让家人协助。

就诊的时机

短暂的腿抽筋不需要担心，但反复腿抽筋时可能隐藏着别的疾病，建议去医院进行相关检查。就诊时可去内科等。

☐ 除了腿抽筋外还有其他
身体不适

☐ 腿抽筋反复发作达
数周以上

应急处理方法

抽筋的腿难以发力拉伸肌肉时，可通过以下方法拉伸腿部肌肉。

✔ 拉伸收缩的肌肉

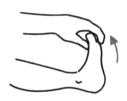

将脚趾朝着身体方向拉拽，从而拉伸跟腱。

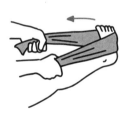

脚蹬毛巾，朝着身体方向拉拽毛巾。

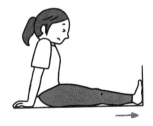

脚掌用力蹬墙壁，缓慢拉伸。

预防方法

经常拉伸腿部整体肌肉会比较有效。用手撑墙，一条腿向前迈出，另一条腿在后方，脚跟蹬地，可增强拉伸效果。

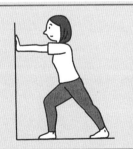

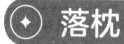 **落枕**

> 迟迟无法改善的时候，可能隐藏着其他疾病。

不必勉强活动，等待疼痛缓解即可

从睡梦中醒来，有时会感到脖子周围疼痛。有的症状较轻，活动脖子时才感到痛；有的症状则比较严重，疼得脖子无法动弹。

关于落枕的原因尚不明确，多认为是肌肉里的血液因睡觉时的姿势或前一天的运动过度而流动不畅、引发炎症导致的。此外，长时间保持固定姿势操作智能手机或电脑等，会对颈部肌肉造成较大的负担，这也是引起疼痛的原因。

原本人体在承受负担时，即便是在睡眠中，也会自然改变姿势。不过，很多时候，如饮酒后睡眠与平时不同，无法顺利改变姿势，就会引起身体疼痛。

落枕后几小时内症状一般都会好转，如果症状迅速恶化，或几天过后仍没有好转迹象，就需要尽快去医院就诊，检查有没有其他疾病。

落枕后感到剧痛，则是肌肉发生了炎症，可用冰袋等冷敷。冷敷时可用毛巾包裹，不要让冰袋直接接触皮肤。长时间冷敷会导致血液流动不畅，疼痛的肌肉恢复缓慢，因此短时间冷敷即可。

发生炎症时肌肉本身就带有热量，此时热敷会适得其反，炎症反而可能会恶化。

就诊的时机

落枕大多数时候都会在几小时乃至几天内改善，但如果出现手脚麻木、活动不便等情况，应尽快去医院就诊。就诊时可去骨科、疼痛科、康复科等。

☐ 有脖子疼以外的症状，如手麻木或手脚活动不便

☐ 数日后症状仍未改善

☐ 症状有恶化的倾向

应急处理方法

落枕是肌肉发生炎症的状态，要先冷敷。不要勉强活动。

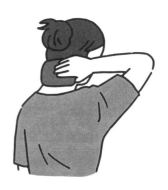

✔ 剧烈疼痛时冷敷

用毛巾包裹冰块敷在脖子上，但长时间冷敷会导致血液流动不畅、恢复缓慢，因此短时间冷敷即可。

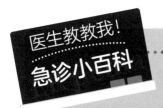
医生教教我！
急诊小百科

颈部拉伸有用吗？

肌肉疼痛时做拉伸，要点是缓慢进行，不至于感到疼痛。忍着疼痛强行做拉伸，有时会导致肌肉炎症进一步加重。特别是刚起床时的急性疼痛，大多并不需要按摩或康复疗法，静养即可。

急性腰痛

不需要绝对静养，在可以忍受的疼痛范围内活动即可。

静养时如疼痛加剧要尽快去医院就诊

急性腰痛是因搬重物或扭动腰而突然发作的剧烈腰痛。其特征是躺下静养时不疼，而活动身体时出现疼痛。这种疼痛与年龄无关，多见于从事体力劳动的年轻人。

如发生急性腰痛，可佩戴护腰带，或服用普通的镇痛药等待自然缓解。如果腰痛伴有腿脚麻痹、腿脚疼痛、无法发力等神经症状时就不是急性腰痛，而是其他会引发腰痛的疾病，建议去医院进行相关检查。

此外，血管疾病或传染病也会引发腰痛。因此，如静养时无缘无故突然腰痛，或伴有发热等腰痛以外的症状，则需要到脊柱外科或骨科就诊查明病因。即使疼痛没那么严重，只要腰痛持续1个月以上仍未改善，就有可能是其他疾病，需要及时就诊。

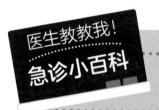
医生教教我！
急诊小百科

静养时间控制在2天以内，可以像平常一样活动

即使发生急性腰痛，也要尽可能维持平时的活动，这样有助于改善疼痛症状，减少复发的可能。疼痛太剧烈需要静养时，也建议将静养时间控制在2天以内。

就诊的时机

神经疾病、血管疾病也会引发腰痛。注意观察其他症状，如感到担忧可随时去医院就诊。就诊时可去疼痛科、脊柱外科、骨科等。

☐ 卧床静养时也疼得厉害

☐ 年龄未满 20 岁或在 55 岁以上

☐ 胸部、腹部也有疼痛感

☐ 有恶性肿瘤等宿疾

☐ 伴有发热

☐ 伴有腿脚麻木、难以活动的情况

☐ 体重下降，原因不明

平时保护腰部的动作

✔ 搬东西时腰背不要弯曲

蹲下时使躯干保持笔直，有意识地注意不要向前倾。搬重物时，可先蹲下，再搬起重物。

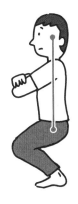

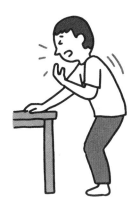

✔ 咳嗽时用手支撑，可以卸力

咳嗽或打喷嚏的瞬间发生腰痛的案例多到令人惊讶。腰部要发力的时候，可以用手支撑在某个地方，这样能够卸力。

黏合剂粘住手指

在粘住的地方抹上凡士林揉搓。

用凡士林或热水一点一点揭下来

使用黏合剂时，有时会不小心沾到手上，导致手指与手指粘到一起。有时还会沾到眼睑上，导致眼睛睁不开。

如果凭蛮力强行揭开，可能会导致皮肤被撕破；如果用刀等工具切开，则可能会造成割伤。虽然有专用的市售清洗剂，但很多家庭一般不会常备此类物品。

如果手指粘在一起了，可以先抹上凡士林再轻轻揉搓，然后一点一点揭开。如果没有凡士林，可以将粘连的手指泡在约40℃的温水中揉搓，虽然要耗费一点时间，但手指分开时不会疼。

强行揭开导致皮肤受伤时，要充分冲洗后涂上凡士林，再贴上创可贴加以保护。大约1周就能痊愈。黏合处揭开后，残存的黏合剂几天内会自然脱落，不用强行去除。

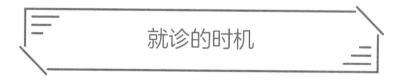

就诊的时机

皮肤受伤时可以去医院就诊。就诊时可去皮肤科等。

□ 涂抹凡士林、泡温水后揉搓仍无法揭下来

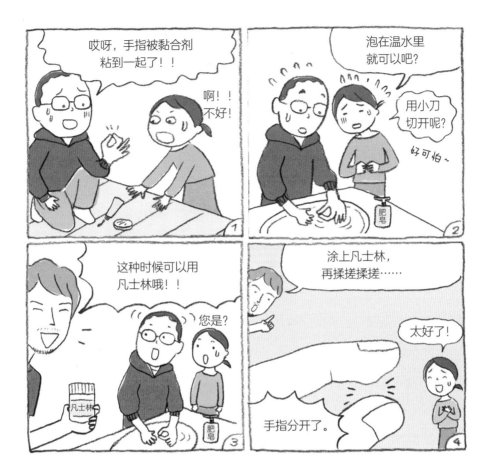

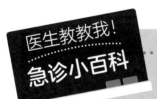

建议家中常备凡士林

凡士林是一种用石油分馏而制成的保湿剂，通过在皮肤表面覆盖一层油膜以防止皮肤干燥。常用于预防婴儿尿布疹等。擦伤等皮肤受伤的时候，采用"湿润疗法"，涂抹凡士林保持伤口湿润不干燥，伤口能愈合得更好。

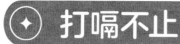 **打嗝不止**

尝试从水杯对侧的内沿喝水。

打嗝是由横膈膜痉挛引起的

胸部与腹部之间有一层被称为"横膈膜"的膜状肌肉组织（膈肌）。打嗝就是由横膈膜痉挛引起的。打嗝持续几分钟后大多会自然停止，但有的时候会长时间持续。

打嗝若持续48小时以上，考虑可能是由其他疾病或药物的副作用引起的。打嗝的原因几乎无从了解，在饮酒、吃热腾腾的食物或刺激性食物时常有发生。

普通医院大多会开止嗝药。其实，处理方法格外简单，即头向前倾，微微俯身，从与平时喝水的杯口相对的另一侧吸溜着喝水（如下页图所示）。这个动作能让驱动横膈膜的神经松弛下来，从而使其停止痉挛。用这个方法来缓解打嗝的成功率很高，大家打嗝时不妨试一试。

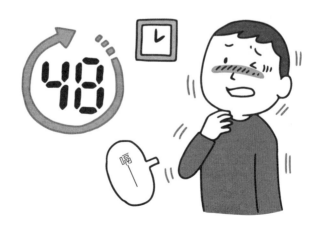

就诊的时机

打嗝若持续48小时以上，则可能有消化器官、大脑、呼吸器官方面的疾病。如果妨碍到日常生活，建议去医院就诊。就诊时可去内科等。

☐ 打嗝持续 48 小时以上，妨碍日常生活

☐ 伴有腹痛、发热等其他症状

应急处理方法

有一种喝水的方法可以止住打嗝。用这种方法喝水，可以让驱动横膈膜的神经松弛下来，多数时候能止住打嗝。

✔ 身体向前倾，从水杯对侧的内沿喝水

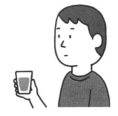 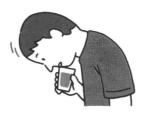 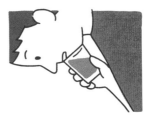

急诊科最常用的止嗝法，从与平时喝水的杯口相反的一侧喝水。身体要向前倾，水要吸溜着喝。

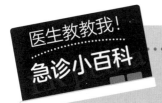

医生教教我！
急诊小百科

连续打嗝100次会死吗？

大家有没有听说过一种说法，即"连续打嗝100次会死"？这在医学上是不成立的。目前，没有证据表明打嗝太多会致人死亡。长时间（48小时以上）持续打嗝，是身体可能隐藏着其他疾病的一种信号，建议去医院检查。但是，也没有必要将注意力放在打嗝的次数上。

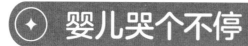 **婴儿哭个不停**

 冷静地观察孩子的状态，寻找原因。

可以揉搓塑料袋，发出"哗啦哗啦"的响声，让孩子停止哭泣

婴幼儿哭闹是很正常的。孩子哭，既不是孩子顽劣，也不是家人照顾不周。据统计，哭个不停的婴幼儿中，只有5%患有严重的疾病。若要找到原因，就要像侦探一样搜集信息，例如，孩子的状态是否和平时不一样，有没有受伤，近几天是否接种了疫苗等。

面对哭个不停的孩子，大人一定很着急，不妨先做个深呼吸，冷静地观察孩子的情况。可以把孩子的衣服全脱掉，仔细检查他的身体。如果这样做还是找不到哭闹的原因，就不要苦思冥想了，赶紧带孩子去医院就诊吧。

为了让孩子停止哭泣，除了尝试下一页介绍的"5S"外，还可以将塑料袋揉成皱巴巴的一团，然后在孩子耳边弄出"哗啦哗啦"的响声，或者让孩子听吸尘器的声音等。很多时候都能奇迹般地让孩子不再哭泣。

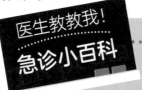 **医生教教我！急诊小百科**

急诊科医生也不能止住孩子的哭闹时怎么办？

有的家长会因孩子哭个不停到急诊科就诊。医生会详细地询问基本信息，仔细检查婴儿身体的每一个角落。据统计，通过详细询问病史和诊察身体发现哭闹原因的比例约为66%。如果这样仍找不到原因，孩子还是哭个不停，有时还会做尿检等。

就诊的时机

孩子突然大哭或哭得有气无力，如果家长感觉孩子"和平时不一样"时，就尽快带孩子去医院就诊吧。就诊时可去儿科等。

☐ 哭的样子与平时不一样

让婴儿停止哭泣的"5S"

有一种让婴儿停止哭闹的传统方法很有用，叫"5S"。即用襁褓包裹法（Swaddling）、侧卧法（Side/Stomach positioning）、嘘声法（Shushing）、轻轻摇晃法（Swinging）、吮吸法（Sucking）。最近有几款能让婴儿停止哭泣的手机应用，有的手机应用还能模拟发出塑料袋"哗啦哗啦"的声音，家长不妨尝试一下。

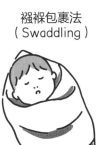

襁褓包裹法
（Swaddling）

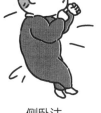

侧卧法
（Side/Stomach positioning）

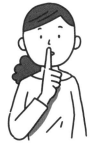

嘘声法
（Shushing）

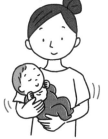

轻轻摇晃法
（Swinging）

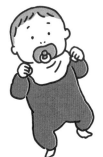

吮吸法
（Sucking）

鞋子磨脚

 提前做好脚后跟的保湿或易磨处的缓冲，预防鞋子磨脚。

保持清洁是不使磨损恶化的关键

鞋子磨脚是指鞋子摩擦脚上的皮肤导致其受伤的情况。鞋子尺寸与形状不合脚时容易发生这种情况，刚买的新鞋子还没穿习惯、鞋子偏硬时尤其容易磨脚。

为预防磨脚，不要穿着还没穿惯的鞋子长时间走路。为避免鞋子将脚磨破皮，要让与鞋子接触的脚跟等部位的皮肤保持湿润，还可以穿上厚一点的袜子、贴创可贴等。感到疼痛时，为避免进一步刺激疼痛的部位，可以考虑换一双舒适的鞋子。

鞋子磨脚、皮肤被磨得破皮翻卷时，不要强行撕下来。即使出血也不要涂医用消毒液，用水充分清洗即可。每次冲洗后要更换创可贴。如有化脓，则需要治疗，可以去皮肤科、外科就诊。

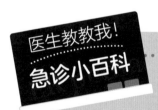 医生教教我！急诊小百科

不要刺破水疱

鞋子磨脚或烫伤起水疱时，大家都会问要不要刺破水疱。原则上来说，不要刺破水疱，等它自然消失即可。可以采取保湿措施，或贴上足以盖住水疱的大创可贴。水疱破裂后，也不要随意撕掉破损的皮肤，注意每天都要清洗干净。

就诊的时机

如果伤口迟迟未能愈合，有时候还需要服药，建议尽快去医院就诊。就诊时可去皮肤科、外科等。

☐ 伤口愈合差　　　　　　　☐ 伤口红肿并伴有发热

应急处理方法

穿刚买的新鞋子时，可以贴上创可贴。

步骤 ① **预防或在开始疼痛后立即加以保护**

穿新鞋子的时候，为防止磨脚，可以先在脚跟处贴上创可贴。穿上后发现磨脚并开始产生疼痛的话，也要立即贴上创可贴防止恶化。

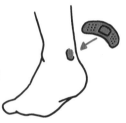

步骤 ② **脚上脱皮时，为防止伤口扩大应加以覆盖**

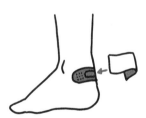

脚上脱皮后，只用创可贴容易脱落，可在创可贴上再粘一道医用胶带覆盖。或者，在大创可贴上剪出几个缺口再贴上（参照下图）。

贴脚踝时，可在大创可贴上剪出几个缺口

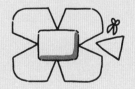
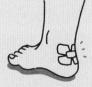

贴在脚踝处的创可贴容易脱落，可在大创可贴的四边各剪出1个三角形的缺口后再贴上。这样就能降低走路时脱落的可能性。

严重晒伤

晒伤处疼得厉害时，建议冷敷，同时也要注意保湿。

晒伤是由紫外线引起的，预防很重要

晒伤是由紫外线引起的。有时会引发皮肤刺痛，有时还会引起皮肤溃烂、水疱等。

为防止晒伤，做好预防措施很重要，一定要提前涂抹防晒霜、穿好防晒服等，避免皮肤接受紫外线的直接照射。防晒霜要尽量涂遍裸露的皮肤，每2~3小时就要重新涂一次。

如果皮肤出现疼痛等症状，就要避免皮肤直接接触阳光，可以像处理烧烫伤一样进行冷敷。有的人晒伤后皮肤会发黑或发红，无论是哪一种情况，处理方法都是一样的，即用冷水浸湿的毛巾或包裹冰块的毛巾冷敷。如果疼得厉害，穿衣服都感到难受，可以涂抹凡士林保护皮肤，这样疼痛会有所缓解。如果只是稍微有些疼痛，洗澡时可以使用肥皂或沐浴露。疼痛发红的感觉消除后，有时皮肤会自然脱落，这个时候自行揭除也没问题。

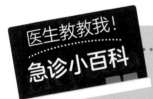
医生教教我！
急诊小百科

眼睛也会被晒伤吗？

紫外线不仅会晒伤皮肤，有时还会晒伤眼睛。进行滑雪等冬季运动时不佩戴护目镜保护眼睛，可能会引发角膜炎，即所谓的"雪盲"，同时会产生剧烈疼痛。由于被紫外线照射6~24小时后才会出现疼痛，有时会找不到疼痛的原因。

就诊的时机

晒伤其实是烧烫伤的一种，如果疼得厉害就需要接受治疗。如冷敷后还是火辣辣地疼，就要去医院就诊。就诊时去皮肤科、烧伤科、外科。

☐ 疼得厉害　　　　　　　　☐ 皮肤溃烂

应急处理方法

与烧烫伤的急救处理相同。首先要冷敷，然后再涂凡士林保护皮肤。

步骤①　晒伤后立即用湿毛巾等冷敷

皮肤发红疼痛时，可用冷水浸湿的毛巾、包裹冰块的毛巾进行冷敷。

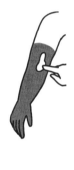
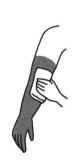

步骤②　涂抹凡士林等加以保护

如晒伤处在衣服的摩擦下疼得厉害，就在该部位涂抹凡士林。皮肤得到保护，疼痛就会有所缓解。

如何选择防晒霜？

导致晒伤的紫外线中,有让皮肤发黑的"UVA"和让皮肤发红发炎的"UVB"。防晒霜上的"PA值"就是防UVA的指标值，而"SPF值"则是防UVB的指标值。数值越大，防护力越强，但同时也容易对皮肤造成负担，因此可以分开使用，在日常生活中用数值低的，在烈日下活动时需选用数值高的。

恒牙意外脱落

把脱落的恒牙浸泡在牛奶中，立即去就诊！

脱落的恒牙不要擦洗

如果是孩子的乳牙脱落，不久后就会长出恒牙，因此不用把牙装回去，观察状况即可。但要是恒牙脱落，且脱落的恒牙状态足够好，可以用专用的牙齿黏合剂等加以固定，然后等它愈合在牙龈上，就能将牙装回原来的位置。

要让牙根部分愈合在牙龈上需要一种细胞，这种细胞死亡的话牙齿就无法愈合。为保持脱落牙的状态，就不能让牙根部分干燥，也不能擦洗。牛奶接近体液的浸透压，可用作保存液，以避免脱落牙干燥。如果没有牛奶，可以将脱落牙含在嘴里用唾液保湿，同时注意不要吞下去。

需要注意的是，脱落牙即使弄脏，也不要进行擦洗，因为擦洗会导致表面细胞受损伤。要尽早去牙科就诊。

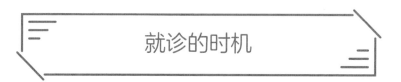

就诊的时机

如果恒牙意外脱落，应尽快去牙科就诊。在脱落牙的残留细胞尚未死亡的几小时内治疗至关重要。

☐ 恒牙意外脱落或松动　　☐ 出血不止

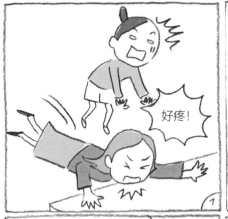

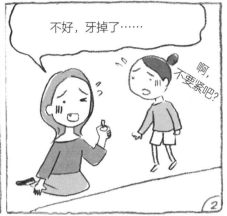

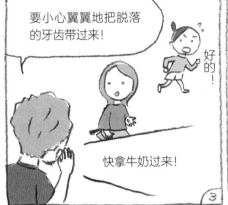

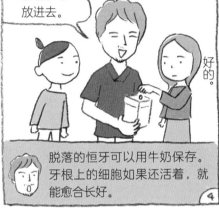

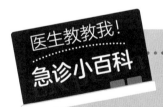

为保持脱落牙的活性可以
将其浸泡在牛奶中

脱落牙表面的细胞，浸泡在自来水中可存活2小时，浸泡在牛奶中可存活6小时。牛奶有助于保持脱落牙齿的活性。虽然唾液也可以保存，但为避免误吞，还是用牛奶保存为宜。

戒指摘不下来

抹点肥皂或油试试看。

用肥皂或油让皮肤变润滑

被虫子蜇或手指挫伤导致手指肿胀时，就会出现戒指摘不下来的窘况。如果肿胀变严重，还会导致手指血流不畅，造成剧痛。

用蛮力强行拔除戒指只会拉扯皮肤，根本摘不下来。尝试牢牢捏住戒指，让指腹与指背的皮肤交互向指根错动。这样做还是摘不下来的话，可以在手指上涂肥皂或油（橄榄油等），让皮肤变得润滑，然后将戒指一点点挪下来。如果还是摘不下来，可以将风筝线一圈一圈缠绕在手指上，然后再将戒指滑出来。

如果仍旧无济于事，就去医院就诊，或者求助消防员吧。在接受检查前要握着肿胀的手指，将其抬到比心脏高的位置，这样能够缓解手指肿胀。

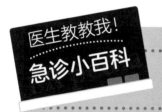

医生教教我！

急诊小百科

无论如何都摘不下来的时候怎么办？

如果在医院也摘不下戒指，还可以将戒指切开。不过，有的材料（如钨）切不开，只能弄碎。如果知道戒指是什么材料的，就诊时告诉医生可能会有帮助。

就诊的时机

手指肿胀得厉害时，要尽快去医院就诊。手指颜色出现异样的时候，需要紧急就诊。就诊时可去急诊科等。

☐ 戒指前端的手指肤色有异样

☐ 剧痛

☐ 手指肿胀严重

应急处理方法

步骤 ① 将细线穿过戒指

将风筝线等结实的细线从指尖朝手背方向穿过戒指内侧（可用穿线器等一点点塞过去）。

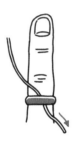

步骤 ② 把细线紧紧缠绕在手指上，从手指根部抽出

将线紧紧缠绕在靠近指尖的那侧上。缓缓拉动靠近手指根部这侧的线，像要把缠在手指上的线再抽回去一样，戒指会随着线的活动左右蠕动，向着指尖的方向一点点移动。

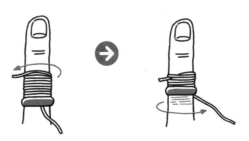

〈 什么是基本救命术 〉

就是针对心搏骤停、呼吸停止或状态不稳定的人，辅助其心肺功能的救命术。主要包括心脏按压、使用 AED 等。

♡ | 基本救命术的流程

1 确认周围安全

先让我们来了解一下基本救命术的流程。

2 确认病人的反应

3 请求他人协助
·拨打120
·准备AED

协助者

就近取AED

4 开始心脏按压
（参照第110页）

5 用AED分析心电图
（参照第112页）

6 遵循AED的语音提示反复做电击除颤、心脏按压

三 | AED 到达前能做什么

为确保迅速、准确地实施基本救命术，不要一个人做，尽可能找一两位协助者。
注意发出的指令要简单、明确，声音要大。

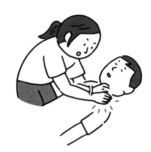

1 确认病人的反应

大声向病人呼喊"能听见吗"，确认
其意识状态。确认有没有睁眼、发
声、做出动作等，看病人有无反应。

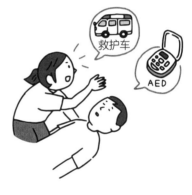

2 请求他人协助　·拨打120
　　　　　　　　　·准备AED

大声呼喊"有人倒下啦""快来人
呐""来帮忙啊"，吸引他人关注并请
求协助。要发出具体的指令，如"拨
打120""去找AED"等。

3 确认呼吸状态

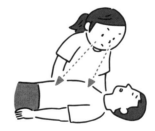

如果病人胸腹仍然上下浮动，可判断
其仍有呼吸。如果只有嘴在动，胸部
与腹部不怎么动，就不是正常呼吸的
状态。

如果没有正常呼吸

虽然呼喊没有反应，但能确认呼吸正常，就
可以等待急救人员的到来。如果没有呼吸，
要立即进行心脏按压（参照下一页）。

♡ | 心脏按压的方法

通过按压胸骨给心脏周围施压，代替不再跳动的心脏将血液泵出。如果有多人在场可轮流按压，坚持到救护车到来。

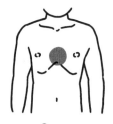

按压部位

按压左右胸之间"胸骨"的下半部分。心脏在左侧，因此不要按压左侧。

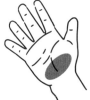

手掌根部

将一只手的手掌根部放在上述部位，另一只手重叠放在这只手的手背上。用手掌根部、拇指按压更容易发力。

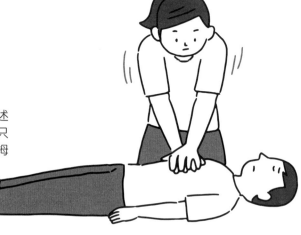

要点

① 用力

垂直向下用力按压，要使成人胸部下陷5cm。然后回到原先的高度再次按压。如果胸部不下陷，即使按压效果也十分有限。

要点

② 快速

以1分钟100~120次的节奏按压。

要点

③ 连续不断

哪怕只中断10秒钟，救活的概率也会下降，因此要保持节奏、连续不断地按压。按压位置不要偏移。

正确姿势

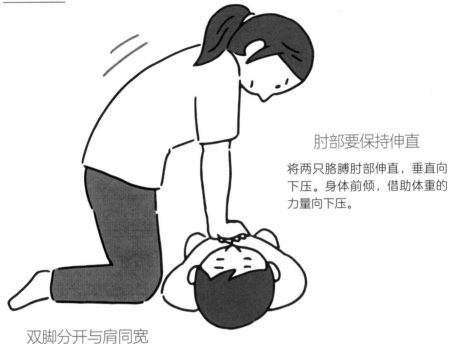

肘部要保持伸直

将两只胳膊肘部伸直，垂直向下压。身体前倾，借助体重的力量向下压。

双脚分开与肩同宽

为充分发力，要将双脚分开，与肩同宽。

婴儿（不满1岁）

用两根手指按压两个乳头连接线中间再稍稍往下的位置。按压深度应达到胸部厚度的1/3。

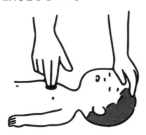

儿童（1~8岁）

按压位置与成人相同。用一只手按压，以免用力过猛。按压深度应达到胸部厚度的1/3。

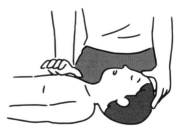

♡⚡ | AED 的使用方法

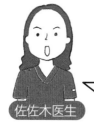

佐佐木医生

没用过的人也能安全使用。

AED 是给心脏电击除颤的器械。
AED 送到后，要迅速安装使用。

1 插入电源

将AED放在伤病者近处、电源线容易够到的地方，然后插入电源。AED有各种型号，一般都有语音提示。

遵循语音提示使用

2 贴电击贴片

先露出伤病者的胸部，擦干汗液与水分。贴电击贴片的位置如插图所示，贴的时候可以作为参考。如果穿着内衣则要脱掉，或直接贴在内衣下的皮肤上。

3 心电图分析

AED会分析心脏的波动。如有"不要接触身体"的提示音，则需远离病人。

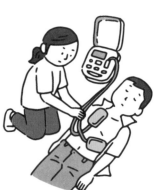

4 语音提示说"需要电击"时按下电击键

遵循AED的语音提示，按下电击按钮，进行电击除颤。语音提示说"不需要电击，重新开始心脏按压"时则不要按电击键，直接进行心脏按压（参照第110页）。

身体不适时的居家护理

容易反复发生的身体不适需要尽早处理。

去医院前可进行自我护理，从而缓解症状。

除了常见的症状外，也可能是其他疾病的预兆，

因此，了解身体不适的原因很重要。

成人发热

> 寒战不止时要尽快去医院。

发热体温高不高与重症度无关

　　发热，也就是我们常说的发烧，一般多指体温超过37.3℃（腋下测温）的状态，但由于个体差异，测量体温的部位不同结果也会不同。发热的原因多种多样，有疾病、药物副作用、受伤等，多数是由感冒或能自愈的病毒感染引起的，几乎2~3天就能退热。只要保证充足水分的摄入，且症状也没有恶化的倾向，在家静养几天即可。不过，如果持续高热3~4天仍然不退，就需要去医院就诊。

　　此外，发热时如果盖上毛毯、穿厚衣服仍然打寒战，则要尽快就医。因为这种情况很可能是由细菌感染引起的，且血液中已有细菌侵入，需要用抗生素治疗。发热后，还会出现全身乏力、疼痛、食欲不振等一系列症状，这时不必强忍，需尽快服用解热镇痛药。多数情况下退热后症状就会有所缓解，也能感觉舒服一些。

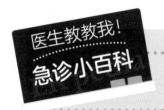
医生教教我！
急诊小百科

发热超过40℃会有危险吗？！

　　成人即使发热至40℃，只要感觉身体没有其他不适就不需要恐慌。但如果高热持续不退、意识状态差的话就要立即去医院就诊。特别是超过41.5℃时，很可能是脑出血、脑部感染、重度中暑等体温调节功能出现障碍，或需要立即治疗的疾病。发热超过40℃，大脑虽然不会被烧坏，但有可能会造成一定程度的脑损伤。

就诊的时机

高热不退、吃不下东西时要注意。如出现瑟瑟发抖的"恶寒战栗",要尽快去医院就诊。就诊时去急诊科或内科。

尽快去医院

☐ 寒战不止

☐ 身体状况恶化

☐ 吃不下东西

☐ 反复发热

拨打120

☐ 意识状态差

☐ 痉挛

应急处理方法

体温超过38.5℃时,可以服用退热药退热。注意勤补水,等待身体恢复。

✔ 服用退热药

发热容易脱水,要勤补水。发热时如果不太难受就不用吃药,如出现疼痛、倦怠则需要服用解热镇痛药。

✔ 避免消耗体力

避免消耗体力,如上班、上学、运动等。即使居家远程办公也会消耗体力,应尽量避免,也要避免饮酒。

吃了退热药也不退热?

有病人反映即使吃了退热药也不退热,事实上,退热药的退热效果也是有限的,有些时候只能从40℃退到39℃。另外,退热药的作用时间仅有4~6小时,如果病原体没被根除,体温还会再次上升。因此,恢复不到正常体温也不必过度担心。

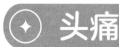 **头痛**

 突然发作、出现前所未有或有恶化倾向的头痛时要尽快去医院。

如能清楚地记得头痛何时开始则要注意

头痛的原因有很多种，常见的有偏头痛、肩部僵硬引发的头痛、摔倒后的头痛、血压高导致的头痛、伴随发热的头痛、脑出血引起的头痛等，其中有些头痛发作时要尽快去医院就诊。

特别是如果能清楚地记得头痛开始的那一瞬间，或达到前所未有的"人生中最严重的头痛"，就很有可能需要进行精密检查。例如，出现强烈而急剧的疼痛，即所谓的"雷鸣般头痛"时，很可能十分危险，需要拨打120。

原本就患有头痛的人，需要注意这次头痛是不是和往常不一样。

头痛难忍时可先躺下静养。如果身边有镇痛药，则不必强忍疼痛，服用即可。如果服药后头痛有改善的倾向那再好不过；如果完全得不到改善或有恶化的倾向，并影响到日常生活，建议尽快去医院就诊。

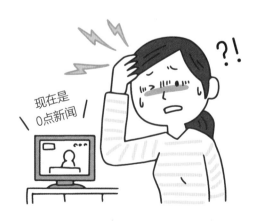

现在是0点新闻

就诊的时机

感觉到前所未有的疼痛、意识状态差的时候要赶紧去医院。原本就有头痛的人如感觉"这次的头痛和往常不一样"时则需要特别注意。就诊时去神经外科。

尽快去医院

- ☐ 呕吐
- ☐ 疼痛恶化
- ☐ 疼痛与往常不一样

拨打 120

- ☐ 失去意识或意识状态差
- ☐ 1分钟以内经历了人生中最严重的疼痛（雷鸣般头痛）

危险的头痛

如出现下列情况中的任何一种，说明紧急程度极高，需要立即去医院！

突然发作

清楚地知道疼痛开始时间的"突然发作"的头痛需要进行精密检查。特别是疼痛在1分钟以内达到最严重程度的"雷鸣般头痛"十分危险，需要立即就诊。

迄今为止最严重的疼痛

如果经历了迄今为止从未有过的剧烈疼痛，就需要进行精密检查。有的人将其描述为"被锤子敲、被球棒击中一样的疼痛感"。

短暂失去意识或在运动中发作

突然倒下失去意识但又立即恢复，还能自述头痛的情况需要做精密检查。例如，剧烈运动时失去意识倒下、恢复后感觉头痛等也很危险。

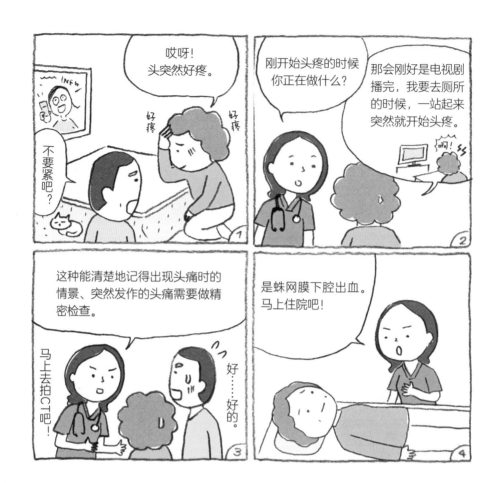

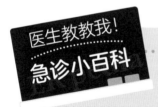

吃冰激凌会引起头痛？！

你有没有吃完冰激凌突然头痛的经历？实际上，这种头痛被称为"冰激凌头痛"，已成为医学上的固定用语，其学名为"翼腭神经痛"。原因有各种说法，如脑血管痉挛引起脑部血流不畅、口腔内急剧变冷导致脑血管扩张等。国外有研究表明，这种头痛容易在着急吃冰激凌的时候发作，因此还是慢慢享用冰激凌吧。

应急处理方法

无论是哪种头痛，病人都应尽量先躺下。同时还要注意尽快服用镇痛药，防止症状恶化。

✔ 躺下静养

无论是哪种头痛，都尽量先在安全的地方躺下静养。

✔ 对光线、杂音难以忍受时，在安静、偏暗的房间休息

偏头痛病人对光照、声音十分敏感，建议去安静、光线暗的房间休息。

✔ 紧张型头痛需改善血液流动

疼痛时有压迫感、感觉脑袋沉重不堪的"紧张型头痛"，要活动身体、改善血流，这样症状可能会得到缓解。

✔ 等待救护车时，呈"恢复体位"

为确保即使呕吐也不会发生危险，可呈"恢复体位"（参照第53页）。

✔ 服用镇痛药

等到疼痛严重后再服用镇痛药很难感受到效果，因此要尽早服用。

✔ 偏头痛的预防很重要

一跳一跳、脉搏跳动一样的剧痛持续几小时乃至几天，这种情况很大可能是偏头痛，有时还会出现影响日常生活的严重症状，因此加以预防很重要。可以使用手机应用等记录头痛的日子，把握自己头痛的特征。同时还要注意保持生活规律，不要积累压力或过度疲劳。

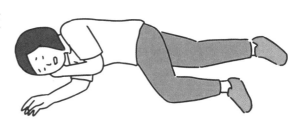

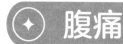 **腹痛**

一走路就感到剧烈腹痛，要尽快去医院。

持续疼痛的话要及时就诊

引起腹痛的原因有很多，有的没什么大碍，有的则需要手术治疗。疼痛的程度较轻或刚开始疼时，可以自行服用镇痛药并观察情况。

腹痛有两种。一种是一直疼的"持续痛"，一种是有时疼痛会消失的"间歇痛"。间歇痛多是由肠道活动引起的，代表性的疾病有急性肠炎，大多在1周内会自愈。如果是持续痛，则多需要进行精密检查。

此外，能清楚地记得是在做某件事的瞬间突然发作的腹痛，多是位于腹部的脏器出现问题而引发的，而胸口附近的疼痛则可能是因为心脏或肺出现问题。

一走路就剧烈疼痛的话，有可能是腹部发生的严重炎症扩散到了全身。如果只有某个部位疼痛或按一下就会疼，则多是因为这个部位的某个脏器出现问题引起的。

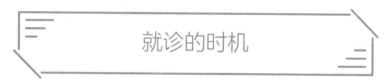

就诊的时机

疼痛逐渐严重的话就不要强忍着，赶紧去医院就诊。就诊时可去内科。

☐ 突然发病　　　　　☐ 持续疼痛

☐ 面色难看、出冷汗　☐ 疼痛恶化

☐ 走路时疼痛加剧

腹部疼痛的部位与主要疾病

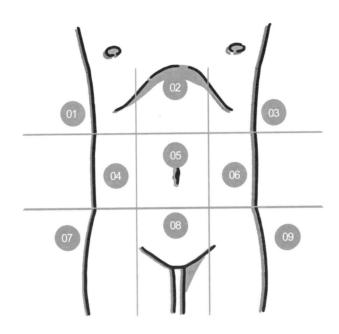

01 <u>右侧肋骨下方附近</u> → 胆结石、胆囊炎、胆管炎、肝脏疾病等

02 <u>胸口附近</u> → 胃溃疡或十二指肠溃疡、胃肿瘤、胰腺炎、心肌梗死、阑尾炎等

03 <u>左侧肋骨下方附近</u> → 脾脏疾病、大肠疾病等

04 <u>右侧腹部附近</u> → 尿路结石、肾脏疾病、大肠疾病等

05 <u>肚脐附近</u> → 肠炎、胰腺炎、肠梗阻等

06 <u>左侧腹部附近</u> → 尿路结石、肾脏疾病、大肠疾病等

07 <u>右下腹附近</u> → 阑尾炎、肠炎、大肠疾病等

08 <u>下腹部</u> → 膀胱炎、妇科疾病、大肠疾病等

09 <u>左下腹附近</u> → 大肠疾病等

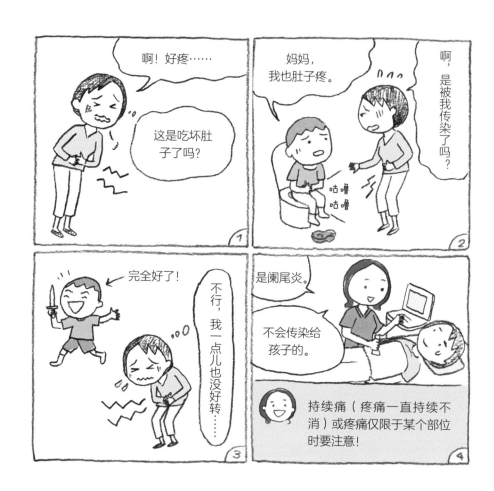

医生教教我！急诊小百科

孩子肚子疼可能是其他疾病

孩子无法用语言准确地描述症状，发生肺炎、急性咽炎、扁桃体炎、睾丸扭转（男孩）时，都会说成"肚子疼"。即使孩子本人不说，家长也要确认除了腹痛外是不是还伴有咳嗽、咽喉痛、生殖器疼痛等其他症状。

应急处理方法

疼得厉害时，可以松开衣服，让自己保持舒服的姿势。注意饮食清淡，不要食用加重肠胃负担的食物。

✔ 腹痛时需控制饮食

疼痛特别严重的时候，为使肠胃得到休息，要控制饮食。辛辣、刺激性强或油腻的食物会成为肠胃的负担，要避免吃这类食物。

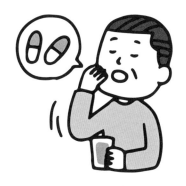

✔ 服用镇痛药

镇痛药要在疼痛达到顶峰之前服用，感觉到疼痛不要强忍着，在医生许可后赶紧服用。

✔ 呈舒服的姿势

解开腰带或裙子的挂钩扣等，松开衣服，呈舒服的姿势。有时，弓着身体有助于缓解疼痛。

站起时眼前发黑

站起时感到眩晕要立即躺下。

让血液向大脑流动

"站起时眼前发黑"是指站起来的那一瞬间血压短暂下降，流向大脑的血液减少，导致快要失去意识的状态，出现面如土色、神情恍惚的症状。

多发生在上厕所、饮酒后，或身体不适站起来的时候。长时间泡澡后也容易发生这种情况。

正在服用降压药或贫血的人，或因饭量减少、呕吐、吐血、便血等导致体内水分减少时也容易发生此类情况。另外，老年人对血压调整的反应缓慢，也容易出现这种症状。

通常发生这种症状时，还常伴有眩晕、恶心、呕吐等其他症状，有时还会失去意识或摔倒，需要注意。

为预防站起时眼前发黑的情况发生，平常需注意不要猛地起身，可以先直起上半身，慢慢抬头再站起来。

如出现面如土色的症状，要立即躺下。如果不方便躺下，蹲下也可以，这样能防止失去意识或摔倒。即使症状有所改善，也要休息到身体状态稳定为止。如果强行活动，站起时眼前发黑的症状会反复出现，要注意。

如能立即恢复，可以先观察身体的状态。如果感觉身体不适，站起时眼前发黑的情况反复出现，就要去医院就诊。

就诊的时机

观察是临时现象还是与某种疾病有关。这种症状反复出现时要去就诊。就诊时去内科。

- ☐ 站起时眼前发黑，之后身体仍然不适
- ☐ 伴随呕吐、腹泻、吐血、便血、呼吸困难等
- ☐ 站起时眼前发黑的情况反复出现

应急处理方法

如果体内水分不足，就容易发生站起时眼前发黑的情况。休息之后要及时补充水分。

步骤 ① 先蹲下或躺下

步骤 ② 状态稳定后，一直休息到症状完全好转为止

步骤 ③ 缓慢起身，补充水分

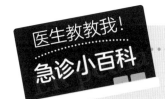

为什么猛地起身不好？

血压是心脏输送血液的"动力"。除了躺下睡觉的时间以外，头的位置一般都高于心脏，而且心脏还要克服重力向大脑输送血液。通常情况下，无论什么体态、什么时候，血压都会维持相对稳定的状态，但猛地起身，头部位置突然变高，血压就会短暂下降，身体可能还未来得及调整，便会出现眼前发黑的情况。患有自主神经疾病、贫血或脱水、正在服用降压药或利尿药的病人，饮酒、洗浴后容易出现这种情况。

恶心、呕吐

感到强烈恶心想吐的时候，要让肠胃休息。

一点一点摄入水分

感到恶心想吐时，先躺下。如果发生呕吐，可能还会被呕吐物呛到，因此要让意识状态特别差的人躺下后呈"恢复体位"（参照第53页）。

恶心、呕吐多是因为腹部不适引起的，但也有可能是其他原因引起的。脑出血、心肌梗死、失去意识、剧烈疼痛等身体异常也会诱发恶心、呕吐。头痛、胸痛、腹痛、腰痛、发热、失去意识等其他症状是诊断的线索，就诊时一定要告诉医生。

恶心、呕吐、腹痛、腹泻的症状齐发时，很可能是患有肠胃炎，如果还有无法喝水、剧烈疼痛持续不止的情况，就需要立刻就诊。持续呕吐会使体内水分减少，从而导致脱水，整个人都会很难受，因此要一点一点地摄入水分，可以尝试"经口补液疗法"。

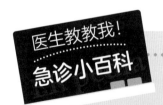

医生教教我！
急诊小百科

如何判断是否脱水？

如果口腔内、嘴唇、腋下干燥，说明身体很有可能处于脱水的状态。因为这些部位本来应该是湿润的。年龄小的孩子哭起来没有眼泪，与平时相比排尿次数明显减少，也是脱水的征兆。

就诊的时机

恶心、呕吐、腹痛、腹泻的症状一同出现时，可能是肠胃炎。症状严重时需要就诊。就诊时去内科。

☐ 无法摄入水分

☐ 强烈的恶心感持续半天以上

☐ 呼喊其名字时反应很差

应急处理方法

不要勉强吃东西，待状态稳定后一点一点补充水分，并观察情况。

步骤 ① 恶心感强烈时，请勿饮食

步骤 ② 状态稳定后按照"经口补液疗法"补充水分

什么是经口补液疗法?

每次喝1瓶盖或1茶匙的经口补液（根据说明书稀释口服补液盐散）。 如无呕吐，则每5分钟喝1瓶盖或1茶匙，然后逐渐增加分量，并缩短喝水的时间间隔。

喉咙干的时候很想大口大口喝水，但这时候应该只喝一小口，大约1瓶盖的量。除了口服补液盐散以外，还可以选择运动饮料、果冻、汤等口感好又容易入口的饮食。如有呕吐，可以间隔约30分钟后再次尝试。

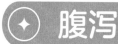

腹泻

即便是喝水腹泻，也要摄入水分。

补充水分，以防脱水

腹泻，是指一天排软便乃至水样便3次以上的状态。除了腹部疾病以外，饮酒后或紧张、疲劳时也可能会引发腹泻。多由胃炎、肠炎等感染引起，通过对症疗法大多数腹泻都能有所缓解。

腹泻后体内水分损失较平时多，因此需要及时充分补水。儿童或老人由此发生脱水症的可能性很高，要特别注意。有病人认为"喝水后还会拉肚子，不能喝水"，但其实补充损失的水分很重要。可以喝经口补液、运动饮料等容易入口的饮品。可以让儿童喝稀释的苹果汁。

轮状病毒或诺如病毒等引发腹泻时，由于传染性较强，需要注意勤洗手，处理好排泄物、弄脏的衣服、寝具等。

腹泻次数减少，大便状态由水样变成软便再变成固体状，这是腹泻改善的信号。

大便颜色一开始就发黑，则可能是胃或十二指肠等出血，要尽快去医院就诊。如果大便先是茶褐色，然后变成红色血便，或持续便血，量也有所增加，也要赶紧去医院就诊。

此外，如果多次出现原因不明的腹泻，则可能是肠道隐藏着其他疾病，请尽快就医。

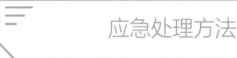

就诊的时机

确认大便的形状与次数，颜色发黑的大便需要注意，是否去医院的标准是能否充分摄入水分，就诊时可去内科等。

☐ 疲软无力

☐ 无法摄入水分

☐ 大便颜色开始是黑色或红色

☐ 症状持续1周以上

应急处理方法

要持续摄入水分，以防脱水。如果是病毒感染引起的腹泻，则要认真洗手，以防传染。

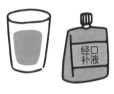

✔ 充分补充水分
　→经口补液疗法(参照第127页)

✔ 排便后认真洗手

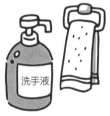

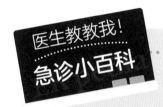

医生教教我！
急诊小百科

能服用止泻药吗？

感染引发的腹泻是把对身体不好的东西排出体外时的生理反应。只要排出来，腹泻就会有所缓解。一定要将其排干净，因此不建议服用止泻药。

荨麻疹

不要抓挠，可以尝试冷敷。

体温升高会更痒，因此要加以注意

荨麻疹是又红又痒、凹凸不平的疹子。其特征是出现在身体各处，在几分钟乃至几小时内扩大，大多数是一过性的，会在24小时以内消失。出荨麻疹的原因有很多，如食物、药品、虫蜇、寒冷、化妆品等，但很难弄清具体原因。

出荨麻疹时尤其要注意出现全身过敏症状的"过敏反应"（参照第58页）。

如果怀疑是荨麻疹，要确认开始出现症状时在做什么，有没有第一次用或吃的东西，有没有出现出疹子以外的症状。

如果身边有抗过敏药可以服用。如果症状只是出疹子，则不用着急去医院就诊，尤其是特别痒的时候，通过冷敷可能就会好转。洗澡、穿厚衣服等让体温升高的行为会导致痒得更厉害，要多加注意。

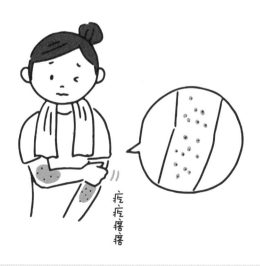

就诊的时机

如果呼吸时发出"咻咻"的喘鸣声，则可能是过敏反应，要赶紧去急诊科。如果发痒不止、疹子不消失，则要去皮肤科。

☐ 除了出疹子以外还有其他症状
（呼吸时喘鸣、嘴唇和面部肿胀、腹痛、呕吐、腹泻、失去意识）
→可能是过敏反应（参照第58页）

☐ 发痒不止

☐ 经过24小时疹子仍不消失

应急处理方法

因洗澡、饮酒、运动等造成体温升高，会导致患处更痒。痒得厉害的部位用毛巾包裹冰块冷敷后会有所好转。

✔ 不要让身体太暖和　　✔ 冷敷痒得厉害的部位
✔ 使用抗过敏药止痒

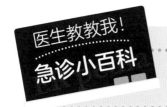

医生教教我！
急诊小百科

通过按压判断疹子类型

表现为出疹子的疾病有很多。在诊察时，医生会注意出现的是"红斑"还是"紫斑"。用手指按压疹子后，红色会消失的是"红斑"，这是一种毛细血管扩张的状态。而即使按压也不消退的是"紫斑"，这是发生微小内出血的证据。引发红斑和紫斑的疾病大不相同，需要注意。不按压也会出现紫斑时，应及时去医院就诊。

痛经

一定不要强忍着！如果与往常的痛经不一样，则要去就诊。

影响到日常生活的疼痛要注意

痛经，是伴随月经发生的疼痛，也叫"生理痛"。有月经的女性都会有不同程度的痛经。这是一种子宫收缩导致的疼痛，从月经开始的前一天到开始后第二天、第三天的这段时间内容易发作。子宫分泌的一种物质——前列腺素会使子宫的平滑肌收缩，同时也会使其他脏器的平滑肌收缩，因此痛经还会伴随头痛、胃痛、恶心、眩晕、腹泻等不适症状。

痛经时不要强忍着，要服用镇痛药。服用镇痛药的时机很重要，如果是疼痛达到顶峰时再服用，药效就无法在最难熬的时候充分发挥出来，诀窍是在刚开始疼时就立刻服用。如果痛经到了无法做家务、工作等影响日常生活的程度，这种状态叫"月经困难症"，可能是由子宫内膜异位症、子宫腺肌症、子宫肌瘤等妇科疾病引起的。

通过治疗引发疼痛的疾病，或口服短期避孕药，痛经会有所减轻，此外还可以尝试中药调理。总之，应对方法有很多，不要犹豫，尽快去妇科就诊吧！

贴暖宝宝或通过洗热水澡等措施温暖下腹部、适度运动的方式也可以缓解疼痛。有时候压力大或吸烟会导致症状恶化，因此要养成良好的生活习惯。

就诊的时机

符合下方左侧两项的，需要去妇科、内科等诊断痛经是否是由其他疾病导致的。
符合右侧三项的，可咨询妇科医生。

☐ 与平时的痛经性质不同

☐ 疼得厉害，难以忍受

☐ 月经量多（1~2 小时更换一次卫生巾）

☐ 月经天数极短或极长（少于 3 天或多于 9 天）

☐ 月经周期不定

应急处理方法

可使用手机应用记录月经的开始和结束日期，这样就能把握自己的月经周期。
月经前后要注意减压，生活要规律。

✔ 开始出现疼痛时服用镇痛药

✔ 尽量减少压力、放松身心

✔ 通过暖宝宝或洗热水澡等温暖下腹部

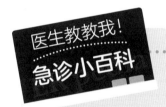
医生教教我！
急诊小百科

感觉与平时的月经不一样，是身体异常的信号

痛经多是下腹部正中央疼痛或腰痛，如果与平时的疼痛不一样，可能是由阑尾炎或异位妊娠（俗称"宫外孕"）等其他疾病引起的，因此感觉与平时不一样时，要特别注意。此外，周期变长、变短、经血量变少等与平时不一样的出血可能不是月经，而是不规则出血。有些是伴随妇科疾病或妊娠的症状，如发现有异常需尽快去医院就诊。

肩周炎

肩关节疼痛需保持静养，服用镇痛药。

关节周围发炎，夜间疼痛

肩周炎，是指肩关节难以活动的状态，正式名称是"肩关节周围炎"。多发于四五十岁的人群，因此俗称"四十肩""五十肩"。

构成肩关节的组织发生炎症是引起肩周炎的主要原因，而衰老、糖尿病等也是诱因之一。其特征是夜间症状更严重，如晚上睡觉翻身时碰到会疼得醒来，也会影响到日常的生活。

有的肩周炎能自然好转，但有的会持续发炎，导致周边组织硬化，肩关节的活动越来越困难。放任不管的话，关节可能会发生粘连，最后就动弹不了了。疼痛剧烈的急性发作期，要用三角巾等保持肩关节处于静止状态并服用镇痛药，或直接注射药物，以阻止炎症朝肩关节内部发展。急性发作期过后，可通过温热疗法（贴暖宝宝、洗热水澡等）、运动疗法（预防痉挛、强化肌肉）等进行康复治疗。不过，其他疾病也会引发相同的症状，因此不要自行诊断，要尽快去医院就诊。

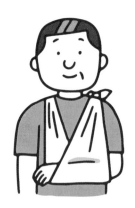

就诊的时机

如果符合以下任何一项，就可能不是肩周炎，但也要尽快去医院就诊。就诊时可去骨科、疼痛科、康复科等。

☐ 摔倒或碰撞后，肩部会剧烈疼痛

☐ 伴有麻痹、手无法动弹等其他症状

应急处理方法

炎症严重时，需服用镇痛药。疼痛大体稳定后可慢慢尝试着活动。疼痛无法好转时，应去外科就诊。

步骤①　如疼痛严重，要保持静养，服用镇痛药

步骤②　疼痛稳定后，可温暖肩部、做轻度运动

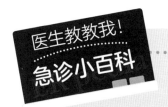

医生教教我！急诊小百科

肩周炎是易患的疾病吗？

女性比男性更容易患肩周炎。随着年龄增长，有的人肩部肌肉会断裂、肩关节也会发生变性。非惯用手的那侧肩膀更容易受炎症困扰。

需要重视的小儿身体不适

有时孩子没精打采，状态有些异常，其实他们是生病了。家长一定要抓住预兆，尽早应对。接下来将介绍针对发热、呕吐、腹泻、便秘、鼻塞等症状的处理方法。

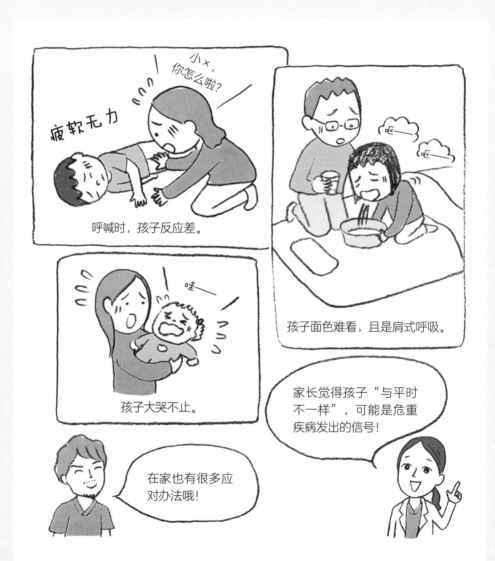

疲软无力

小x，你怎么啦？

呼喊时，孩子反应差。

孩子面色难看，且是肩式呼吸。

哇——

孩子大哭不止。

在家也有很多应对办法哦！

家长觉得孩子"与平时不一样"，可能是危重疾病发出的信号！

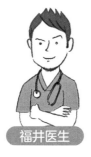

小儿发热

福井医生

热度高低与重症程度
没有直接关系。

婴幼儿发热很可能是由感冒
引起的。但在极少数情况下
也可能隐藏着可怕的疾病。
连续发热4天以上的话，一定
要尽快去医院就诊。

就诊的时机

▶出生后不满3个月的婴儿→ 立即就诊
▶已满3个月的婴儿→ "和平时相比无精打采"
　　　　　　　　　　"连续发热4天以上"一定要尽快去医院

出生后未满3个月的婴儿如发热38℃以上，由于他们的免疫系统尚未形成，
需要住院治疗的可能性较大，因此要立即去医院就诊。满3个月的话就不需
要这么着急。

✎ │ 测量体温的正确方法

体温的个体差异很大，测量的时间与方法不同也会导致出现误差。发热本身不是人
体要对付的敌人，发热不过是一项指标而已。
以下介绍了腋下体温计的正确测量方法。餐后、洗澡后、运动后体温会上升，因此
要等至少30分钟后再测量。

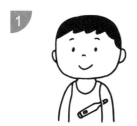

刻度朝内侧，插入腋窝中心
将孩子腋下的汗渍擦拭干净，将体温
计的刻度朝向内侧，测温部分则插入
腋窝中心。

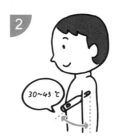

让孩子夹紧体温计
让孩子夹紧腋窝，将体温计从斜下方
向上插入腋窝。

注意

"不吃退热药好得快？""感冒了吃抗生素好得快？"实际上这两种说法都不对。请大家掌握正确的知识，确保孩子的健康。

有没有吃退热药与好得快与慢没有关系

吃退热药不是为了加快痊愈，而是为了缓解症状。发热导致没精打采、食欲不振的话，即使体温低于38.5℃，最好也要吃退热药。发高热但精神仍然不错的话，不吃也没什么问题。

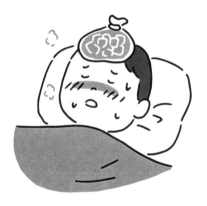

怀疑是中暑的时候不要用退热药

感冒导致的发热，与中暑时受外部高温影响、体温调节功能未发挥作用导致的"高体温"是两回事。退热药在"发热"时能把身体自己升上去的设定温度降下来，但对"高体温"无效。

病毒性感冒吃抗生素不管用

导致感染的原因有两种，即"病毒感染"与"细菌感染"，抗生素一般用于细菌导致的感染。小孩子发热大多是因为感冒，几乎都是由病毒引起的，抗生素并不管用。盲目地给孩子服用抗生素会使细菌获得抗药性，且其副作用还会导致腹泻，万一需要杀菌的时候要用抗生素反而起不到作用，因此非必要时，一般要避免使用抗生素。

退热药中的内服药与栓剂效果相同

常用于幼儿的退热药成分为"对乙酰氨基酚"，分为内服药和栓剂两种。两种药成分相同，退热所用的时间和退热效果也没有什么差异。栓剂的好处是即使孩子呕吐也可使用。

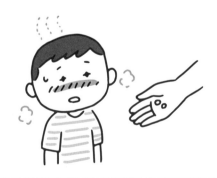

小儿呕吐、腹泻

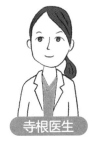

寺根医生

注意防脱水，同时观察情况。

小儿呕吐或腹泻大多数是由感染导致的。可以暂且在家观察情况，要注意防脱水。

就诊的时机

▶ 持续呕吐
▶ 无法摄入水分
▶ 疲软无力

如果能一点一点地摄入水分，就不需要着急就诊。若孩子多次呕吐或无法摄入水分时，就要尽快去医院。要记住孩子是在什么时间呕吐的，并告诉医生，这些信息可能会成为诊断的线索。

注意

不要忽略脱水的迹象

孩子容易陷入脱水状态，如有脱水的迹象，要立即去医院就诊。如果舌头或腋下等本应湿润的地方变得干燥，则要注意以下几点。

- ☐ 嘴唇、腋下或舌头干燥
- ☐ 精神恍惚、昏昏欲睡
- ☐ 多次呕吐
- ☐ 情绪不好

不要喂止泻药

腹泻症状严重时，医生会开调节肠胃的药而不是止泻药。调节肠胃的药虽然没有止泻的效果，但孩子服用后一般能够自愈，只需耐心等待。

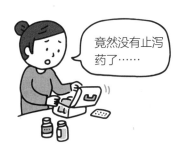

竟然没有止泻药了……

◌◌ | 正确补水的方法

为了避免出现脱水症状，需要补充水分。建议服用口服补液盐散，如果孩子喝不惯，也可以喝稀释了一半的苹果汁。

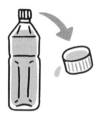

呕吐、腹泻持续不止时
每隔5分钟让孩子喝5mL稀释过的口服补液盐散

每隔5分钟让孩子补充1茶匙或1瓶盖的补液，大约就是5mL的量（经口补液疗法参照前文第127页）。

呕吐、腹泻好转后
缩短孩子喝水的间隔

呕吐、腹泻症状好转以后，可以逐渐缩短喝水的时间间隔。大口喝水会导致呕吐，可以用茶匙等一点一点地喂。

喂水时将孩子扶起来

如果孩子躺着，可以先将他扶起来，用垫子等支撑其身体，再喂孩子喝水。抱着喂水时也要扶起孩子的上半身。

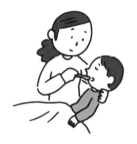

处理好污物，避免传染

病毒性肠胃炎传染性强，可能会传染给其他家人。在处理纸尿裤或污物时要特别注意。

孩子感染病毒时要勤洗手

不知不觉附着在手上的病毒可能会进入口中引起再度感染，为避免这种情况，要让孩子勤洗手（洗手方法参照第162页）。

处理污物时，戴上口罩与手套

为避免吸入病毒，建议佩戴口罩、一次性手套处理污物。口罩和手套也要放入垃圾袋中处理掉。

有的病毒无法用酒精消毒，可以用次氯酸钠溶液消毒

一般来说，酒精消毒对诺如病毒没有什么效果。推荐用次氯酸钠溶液消毒。

消毒液的调制方法
水500mL+氯系漂白剂10mL
氯浓度会随着时间的流逝而下降，建议在每次使用前调制。

小儿便秘

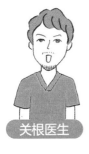

关根医生

肚子疼，一周以上还没有排便要尽快去医院！

开始添加辅食和如厕训练时，孩子易发生便秘。大便堆积、变硬，会导致排便困难……如此形成恶性循环。遇到这种情况，应及时带孩子去医院就诊。

就诊的时机

▶ 孩子肚子疼、一周以上还没有通便就要去医院就诊

很多因腹痛来急诊科就诊的孩子大多数是由便秘引起的。如果肚子疼或超过1周没有排便，就要去儿科等就诊。有时候会通过灌肠等排出变硬的大便。

💩 | 通过按摩促进排便的方法

孩子几天不排便痛苦不堪的时候，可通过按摩帮助孩子刺激肠道、促进排便。

用棉签按摩肛门（婴儿）

将棉签蘸上大量凡士林或油脂，伸入肛门像画圈一样转动棉签。注意只要让棉签的头部插入肛门即可，不要用力，像在肛门内壁上描画一样轻轻按摩。

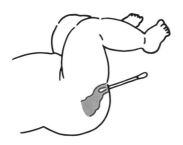

按顺时针方向按摩肚子

用三四根手指的指尖轻轻按在宝宝肚子上，从肚脐开始像画圈圈一样按摩。这样可以促进肠道的蠕动。

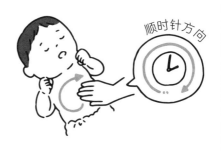

顺时针方向

小儿鼻塞

过敏性的鼻塞可通过使用抗过敏药缓解症状。感冒引起的鼻塞没有特效药，可以试试下面介绍的方法。

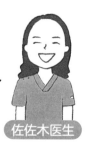

> 可以尝试以下几个方法的组合。

佐佐木医生

⌀○ | 缓解鼻塞的方法

鼻塞时可以热敷鼻子、充分摄入水分等，下面介绍一些大家一学就会的处理方法。

用热毛巾敷鼻子

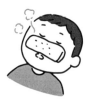

用热水浸湿毛巾或将浸湿的毛巾放入微波炉中加热，拿出后盖在孩子鼻子上，注意毛巾不要太烫，也不要盖住孩子的鼻孔。热气可湿润鼻黏膜，缓解鼻塞。

通过泡澡温暖身体

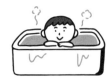

在浴缸中温暖身体，鼻子会变得畅通，鼻涕也容易止住。洗完澡后要立即擦干身体，头发也要立即吹干，注意保暖。

喝热饮

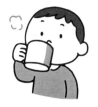

摄入温热的液体，鼻腔黏液会更容易通过鼻腔。鼻腔分泌物、鼻涕也更容易去除。

充分补给水分

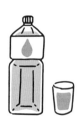

当浓稠的鼻涕阻塞鼻子时，可充分摄入水分以稀释鼻涕，这样可以缓解鼻塞。

利用吸鼻器

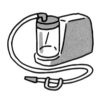

温暖身体、喝热饮使鼻涕更容易流出后，可使用家用吸鼻器再吸一吸鼻腔。

涂抹药膏也有效

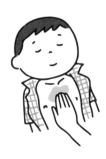

将用含薄荷醇、樟脑等成分的药膏抹在孩子胸口或喉部可缓解鼻塞。注意遵医嘱。

小儿服药注意事项

为了让孩子服下粉状药剂，可以采取将药混入饮品或食物的方法，不过有的方式会导致口感下降或丧失药效，要注意避免。

与药混合后味道变差的饮品、食品清单

药品分类		药品名	混合后味道变差的饮品、食品
抗菌类	青霉素类	阿莫西林干混悬剂	牛奶、苹果汁
		阿莫西林颗粒	茶
	头孢类	头孢克洛干混悬剂	直接兑水，不必混合其他饮品或食品
	大环内酯类	克拉霉素干混悬剂	苹果汁、橘子汁、酸奶、果冻
		阿奇霉素颗粒	苹果汁、橘子汁
	喹诺酮类	甲苯磺酸妥舒沙星颗粒	橘子汁、运动饮料、酸奶
	其他	磷霉素钙颗粒	直接兑水，不必混合其他饮品或食品
抗病毒类		阿昔洛韦颗粒	水、所有果汁（混合液体残留在口中会有浓浓的苦味，可与冰激凌、布丁等半固体食品混合）
		磷酸奥司他韦干混悬剂	牛奶、苹果汁、橘子汁、运动饮料、茶、酸奶、果冻、布丁
过敏治疗药		泼尼松龙散	牛奶、酸奶、布丁
呼吸器官类		阿司匹林散	苹果汁、运动饮料、果冻
		盐酸妥洛特罗糖浆	牛奶、苹果汁、橘子汁、酸奶
		羧甲司坦口服溶液	茶
		盐酸氨溴索口服溶液	苹果汁、橘子汁、果冻、布丁
消化器官类		吗丁啉混悬液	苹果汁、橘子汁、茶、酸奶、果冻
		米雅酪酸梭菌活菌散剂	本身无味道，可任意混合，味道不会变化
解热镇痛药		对乙酰氨基酚颗粒	苹果汁、橘子汁、茶、酸奶

*每种药的具体用法与用量请严格遵照药品说明书和医嘱。

注意

不要混入奶粉或米饭中

如果混入每天都吃的奶粉或米饭中服用，会导致孩子厌恶这种食物、吃不下饭。

混入酸奶中有时也会增加苦味

酸奶与药物混合有时会增加苦味或使药效下降，需要注意。具体可通过上表确认。

混入冰中更容易服下，但还是要用水服用

冰激凌、布丁等味道浓郁、口感冰凉，便于隐藏苦味。不过，如果能喝水最好还是喝水。

户外小事故

在户外，即使遭遇小事故，也不一定能马上去医院。

设想可能出现的情况，储备一些相关知识至关重要。

切记，受伤后一定要迅速处理。

蚊虫叮咬

先用流动的清水冲洗被叮咬处。

先用流动的清水冲洗

在户外活动时很容易被蚊虫叮咬。被蚊虫叮咬后伤口周围通常会发肿、发红，先要用流动的清水充分冲洗，发痒的地方可使用市售的止痒药等。膏药虽然不是用来治疗蚊虫叮咬的，但如果能缓解症状，贴上也没什么问题。蜇进皮肤的针刺如有残留，要尽可能去除。如果不久后症状缓解、痊愈，则可自行观察情况。

被叮咬后，如出现呼吸困难，除伤口以外，面部和手脚也开始肿胀，并出现腹痛、恶心、意识状态差等过敏反应（参照第58页），就要立即拨打120去医院就诊。特别是被蜜蜂、黄蜂、蜈蚣等蜇咬时，出现过敏反应的风险会更高，需要注意。

此外，在野山上游玩时可能被一种肉眼可见的蜱螨目昆虫——蜱虫叮咬。蜱虫一旦咬住人的皮肤，就会一直吸血、身体变大，人一着急往往就想自己把它扯下来。请一定不要这样做，尽快去医院。如果不恰当地拔除，蜱虫的一部分会残留在皮肤中，应尽快去医院处理。

进行露营、爬山等户外活动时，要尽量穿长衣、长裤，并携带驱虫喷雾，发现可能会叮咬人的虫子后应立即远离，避免被叮咬。

就诊的时机

发生全身性的过敏反应时，要尽早接受治疗。被叮咬的伤口如出现疼痛、瘙痒等，要在严重之前去皮肤科就诊。

尽快去医院

☐ 身体肿胀、疼痛不退

☐ 被蜱虫咬

拨打 120

☐ 呼吸困难

☐ 反复呕吐

☐ 意识状态差、精神恍惚

应急处理方法

涂药前要用水冲洗被叮咬的地方，这样涂药的效果会更好。在户外为避免再次被叮咬，要赶紧转移到安全的地方。

步骤 ① 转移到安全的地方

附近有叮咬人的虫子的巢穴，停留在同一个地方可能会被再次叮咬，因此要转移到安全的地方。

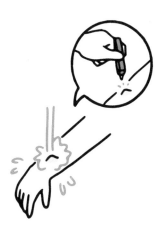

步骤 ② 充分冲洗被叮咬的地方

如针刺残留在皮肤中，可用拔毛器等拔除，然后再用流动的清水冲洗。

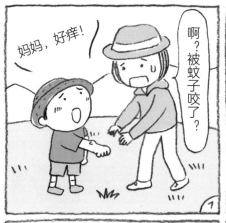

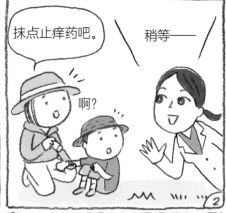

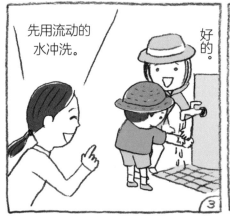

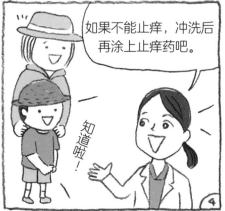

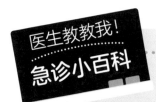

为什么没有被叮咬却出现症状?

有种名为茶毒蛾的毒蛾,它们从春季到秋季在山茶和山茶花上生存繁衍,其覆盖全身的长毛容易脱落,会乘风附着在人的身体或衣服上,从而引发皮炎。因为会出现不止一处的大面积疹块,所以容易与荨麻疹或过敏混淆。

这些虫子要注意

🐞 蜂类

蜂类在叮咬人的虫类中是需要特别注意的一种。特别是被体型较大、攻击性强的黄蜂蜇到时，会出现严重的疼痛与炎症，引发过敏反应的概率很高。

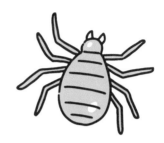

🐞 蜱类

被咬一天后多会出现严重的发痒与出疹子。家蜱潜藏在被窝等处，肚子、大腿等柔软的身体部位容易被咬。被山中的蜱虫叮咬后，有时会引发其他病菌感染，一定要尽快去医院。

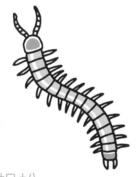

🐞 蜈蚣

蜈蚣有着与蜂类相似的有毒成分，被咬后会出现剧痛。蜈蚣喜好潮湿温暖的地方，每年 6 月至 8 月较活跃。系夜行性昆虫，多潜藏在草丛或落叶下。

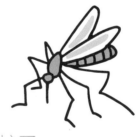

🐞 蚊子

被蚊子叮咬后不仅会发痒，还有可能会感染登革热等疾病，因此要注意驱蚊。可通过驱虫喷雾等加以驱赶。

◆ 被蛇咬

被蛇咬后，在伤口肿胀之前先摘下戒指、手表等。

用流动的清水认真冲洗伤口

被蛇类咬到会比较危险，如蝮蛇、银环蛇和蝰蛇。这些全都是有毒的蛇，毒液从被咬的伤口进入人体，从而引发不适症状。除了被咬部位肿胀、疼痛以外，还会出现恶心、呕吐、精神恍惚等严重症状。

如果觉察被蛇咬了，要先离开现场转移到安全的地方，再用流动的清水认真冲洗伤口，如果伤口出血，要用干净的纱布或毛巾等按压伤口。不必采取强行将毒液从伤口吸出或挤出、扎紧被咬部位的近心端等措施。此外，过段时间肿胀可能会变得更严重，因此要提前摘下戒指、手表等。

有时候，通过蛇头的形状或被咬伤口能判断蛇的种类，但瞬间被咬可能难以区分，因此建议被蛇咬后不管症状如何，都要去医院就诊。如果身边有人，可拍下蛇的图片或视频，这将有助于诊断。

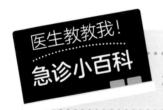

医生教教我！

急诊小百科

有针对蛇毒的特效药吗？

根据蛇的种类和被咬后的症状，医生会作出判断，使用抗蛇毒血清等治疗。

就诊的时机

是不是毒蛇往往难以判断，无论如何应立刻去医院就诊。如意识或呼吸出现变化，要拨打120。就诊时可去急诊科等。

尽快去医院

☐ 出血不止
☐ 肿胀严重

拨打 120

☐ 意识状态差
☐ 反复呕吐

应急处理方法

用水认真冲洗被咬的部位至关重要。即使出血，也要将伤口清洗后再止血。

步骤 ① 转移到安全的地方

离开有蛇的地方，沉着冷静地转移到安全的地方。

步骤 ② 用流动的清水认真冲洗被咬的部位

一边放自来水一边认真冲洗。附近没有自来水时可用瓶装水冲洗。

步骤 ③ 出血时用纱布或毛巾按压

对准伤口处，用纱布或毛巾用力按压。

不把毒吸出来也可以吗?

除了会引起过敏反应外，即使被有毒的蛇咬了，需要争分夺秒处理的情况也并不多。不具备专业知识背景的人把毒吸出或切开伤口等，反而对预后不利，仅用水冲洗即可。

被海洋生物蜇伤

用热水浸泡患处可缓解疼痛。

先用海水洗净伤口

　　海洋中有很多生物，如水母、鳐鱼、海胆、鳗鲇等，被其蜇伤后会引起疼痛、肿胀。被蜇伤后要迅速上岸，并用海水洗净伤口，如有出血可用干净的纱布或毛巾按压。有说法认为，被海洋生物蜇伤后可以使用醋、酒精或尿液等进行消毒，这样处理可能会加重疼痛，因此不建议这样做。不知道被什么蜇到时，可以在40~45℃的热水（接近尚能忍受的热洗澡水）中浸泡20分钟左右，症状可能会有所缓解。

　　如果这样处理后仍感疼痛、伤口大量流血不止、刺等异物残留在皮肤中，就需要前往医院就诊。如果知道是被什么生物蜇伤可能会有助于治疗，不过如果想抓住它可能会再次被蜇，需要特别注意。有时人还可能被冲上沙滩的水母等海洋生物的尸体蜇伤，因此一定不要徒手去碰。

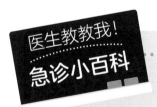

医生教教我！
急诊小百科

被水母蜇伤时用醋处理管用吗？

　　针对水母蜇伤，有种民间疗法是在伤口上浇醋，但这反而会刺激水母（如僧帽水母等）的刺细胞。如果不清楚是被哪一种水母蜇伤，最好避免用醋处理。

就诊的时机

被海洋生物蜇伤后不仅疼痛，还出现肿胀发热的话，就要去医院。刺等异物残留在皮肤中时也要去医院就诊。就诊时去皮肤科等。

尽快去医院

☐ 伤口肿胀、发热

☐ 疼痛剧烈

拨打 120

☐ 意识状态差

☐ 反复呕吐

应急处理方法

洗伤口前，先确认有没有触手或刺扎在体内。要点是用海水冲洗。

步骤①转移到安全的地方

为避免再次碰到水母等触手较长的生物，被蜇后应立即转移到安全的地方。

步骤②去除触手或刺等

海胆等的刺尖有时候会露出来，可以用拔毛器拔除。

步骤③用海水洗净伤口

用海水冲洗伤口，认真清洗干净。如用淡水洗，毒素可能会因渗透压的作用在体内残留，因此要先用海水清洗。

步骤④疼痛剧烈的话，浸泡在热水中

将患处浸泡在 40~45℃的温水中，毒素可能会受热分解，缓解疼痛。

预防也很重要

尽量不在水母出现的时期下海玩耍，下海时不仅穿泳衣，还要穿橡皮潜水衣……提前预防也很重要。水母中有些种类如僧帽水母外观很漂亮，有的孩子会不自觉地去摸，家长需要多加注意。

◆ 在海里或河里发生事故

自己的人身安全最重要！

确认溺水者有没有意识，是否还有呼吸

　　泳池、海滨浴场等水边休闲度假区往往会发生溺水事故。如发现溺水者，要先大声向周围呼救。即使擅长游泳，也要在保证自身安全的前提下前往施救。

　　救人上岸后，要先确认对方还有没有意识、呼吸。如有意识，可用干毛巾擦拭身体，再盖上毛毯等以保温。如有打寒战、呼吸困难、咳嗽、胸痛、有倦怠感或呕吐等症状，则要立即去医院就诊。如果只是呛水或吞入少量水，可以先观察溺水者的身体情况，如身体状况发生变化，就要立即就医。

　　如果没有意识，施救者可以先请求周围的人拨打120，并安排AED过来。然后再观察病人胸部和腹部的动态并确认其呼吸状况，如出现呼吸痛苦、呼吸停止等呼吸状况异常，要立即进行心脏按压（参照第110页）。按压心脏的节奏应在1分钟100~200次，胸部中央应下沉约5cm，用力、快速、不间断地按压。AED到达后，即可接通电源并遵照语音提示施救，如有必要，可进行电击（参照第112页）。要将身体表面的水分擦拭干净后再贴电击贴片，这样才能进行正确的救治。

就诊的时机

溺水后身体状态有时不是立即恶化，而是经过几小时乃至几天后才恶化的，因此可以暂时先观察情况。就诊时去急诊科等。

尽快去医院

☐ 打寒战

☐ 咳得厉害或呼吸困难

拨打 120

☐ 没有意识

应急处理方法

先确认溺水者有没有意识、呼吸。如果溺水者没有意识，施救者要立即拨打120，并进行心脏按压。溺水者有意识时要先温暖其身体。

✔ 用干毛巾擦拭身体，用毛毯等盖住身体保暖

脱下湿衣服，用干毛巾将水渍擦拭干净。用毛毯或大浴巾覆盖身体，防止体温下降。

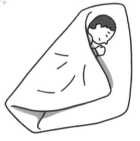

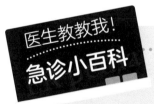

医生教教我！急诊小百科

如吞下了水，不要勉强让溺水者吐出来

不需要把手伸入溺水者口中、用力按压胸部，强行将其吞下的水催吐出来。呕吐物进入呼吸道，可能会导致窒息或肺炎。若水或水面上的漂浮物流入口中，要采取"恢复体位"（参照第53页），面部朝向侧方，使其吐出来。

低温症

注意！体温低不等于患低温症。

如果对方反应差，要拨打120

人体深处的温度（深部温度）低于35℃时被称为低温症。这与"体温低"是两回事。深部温度无法用家庭体温计测量，要在急诊科用专用的体温计插入直肠、食管、膀胱等测量。一般32~35℃是轻症，28~32℃是中症，不到28℃则是重症。轻症时，为提高体温，身体会发抖，而重症时会出现发呆、失去意识等症状。

低温症的原因主要包括周围环境寒冷，感染、激素引发疾病导致机体无法很好地调节体温等。肌肉量少的老年人或幼儿特别容易患低温症，此外游泳或饮酒后在寒冷环境中睡着的人也非常容易患低温症。

水分蒸发时会带走热量，人体容易进入低温状态，因此从泳池出来后要认真擦拭身体，这样可起到预防作用。碰触身体感觉冷时尤其需要注意。

如果只是意识清醒、身体颤抖等状态的低温症，可以让病人通过喝热饮、用暖宝宝或电热毯等方式取暖。衣服湿了的话，换上干衣服症状就会有所改善。要是这样处理过后仍有寒战不止、精神恍惚、反应较差等症状的话，就要立即拨打120。

就诊的时机

喂病人喝热饮、用毛毯等温暖身体后身体仍未恢复，反而越来越衰弱时，要立即去医院。意识状态差时还要拨打120。就诊时去急诊科等。

尽快去医院

☐ 即使温暖身体也未能恢复

拨打 120

☐ 呼喊病人时对方反应差

低温症的程度与症状

轻症

·感到寒冷，浑身发抖
·手指、脚趾难以动弹
·感觉皮肤开始麻痹
·走路摇摇晃晃，容易摔倒

轻症
（开始恶化的状态）

·不那么抖了
·走不了路
·呼吸浅且急促

中症

·呼喊时反应差
·不再发抖
·身体僵直

重症

·失去意识
·呼吸微弱
·脉搏不稳定

*若为重症低温症，不及时救治很有可能致死。

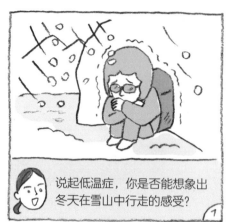

说起低温症，你是否能想象出冬天在雪山中行走的感受？ ①

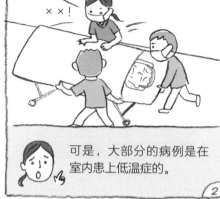

可是，大部分的病例是在室内患上低温症的。 ②

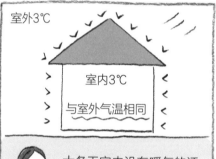

室外3℃

室内3℃

与室外气温相同

大冬天室内没有暖气的话简直和户外没什么区别。 ③

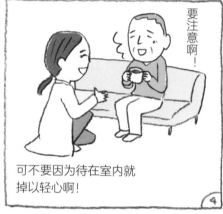

要注意啊！

可不要因为待在室内就掉以轻心啊！ ④

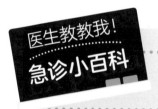

医生教教我！
急诊小百科

低温症发生在室内的情况很多

隆冬季节，室内没有暖气的话，室温会下降到与室外温度差不多的程度，这时候人若因疾病或受伤等无法动弹的话，很容易患上低温症。事实上，在室内发生低温症的情况很多。

应急处理方法

转移到光照好、暖和的地方，并采取急救措施。没有毛毯时，可用40L的垃圾袋保温。

✓ 转移到暖和的地方

在室外时，要转移到能避风的暖和的地方。

✓ 脱下湿衣服

即使没有替换的衣服，如有干毛毯、睡袋等就可以脱掉湿衣服，用这些包裹全身以保温。

✓ 补充热量

吃东西能为身体提供热量，因此在能吃的情况下，可适量补充一些高热量的食品，如巧克力、能量棒等。

✓ 喝热饮

可以喝温热的、含糖分的饮品，如热汤、热可可等。但酒精会带走身体的热量，因此不推荐饮酒。

✓ 用垃圾袋给身体保温

生活中常用的垃圾袋保温防水效果奇佳。可选择40L的，用于包裹身体，有冷气时还可以铺在地上坐在上面。

如何温暖身体

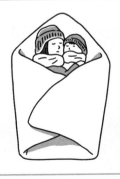

温暖腋下、大腿根等有较粗血管分布的部位，能快速地让全身暖和起来。热量容易从头部散失，可用帽子或围巾覆盖。老年人或儿童可以和体温高的中青年一起裹在毛毯或垃圾袋里，这样能有效预防低温症。

颈部挫伤

冷敷可缓解炎症，减轻颈部不适。

有时症状出现相对滞后，要注意

一般来说，颈部挫伤是由交通事故或摔倒等造成的。颈部受外力的剧烈冲击，导致肌肉疼痛，除脖子疼以外还伴有肩膀僵硬、头痛、手麻痹、眩晕等各种症状，医学上称之为"外伤性颈部综合征"。

颈部挫伤大多会引发炎症，可冷敷颈部。按摩、洗澡会促进血液循环，可能会导致炎症恶化，因此要注意别在浴缸里泡太久。

出现疼痛时，可用市售的止痛药或膏药等，一般都会在几天到1个月内自愈。不过，也有事后看似无大碍，结果过一段时间就开始出现症状，甚至过了1个多月仍不好转的情况。

如果有手脚麻痹、一碰就疼、走路不稳、脖子疼得厉害等症状，可能就需要通过CT或MRI（磁共振成像）检查是否有骨折或神经损伤。因此，出现上述症状需要尽快去医院就诊。

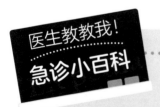
医生教教我！
急诊小百科

不要过度静养

如受伤后立即出现疼痛，而且几天内疼痛逐渐好转，可以尝试一点一点地活动身体，慢慢恢复正常的生活。如麻痹和疼痛再次严重，一定不要勉强活动。

就诊的时机

如有手脚麻痹、走路不稳、脖子疼等症状，要尽快去医院请医生检查有没有骨折或神经损伤。就诊时可去普外科等。

尽快去医院

☐ 脖子疼得厉害

☐ 恶心感强烈

☐ 眩晕

拨打 120

☐ 脖子疼得无法动弹

☐ 手脚麻痹

☐ 身体摇摇晃晃

☐ 不能正常行走

应急处理方法

尽量不要活动脖子，可用硬纸板等固定保护。颈部挫伤后很可能引发炎症，要冷敷。

✔ 受伤后不要活动脖子

即使感觉不舒服，也不要左右活动或用力按摩脖子。去医院期间也要极力避免活动脖子。

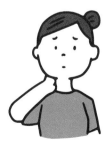

✔ 冷敷

颈部挫伤后，多会引发炎症，可用毛巾包裹保冰块或冰凉的塑料瓶等进行冷敷。热敷会促进血液流动，导致炎症恶化。

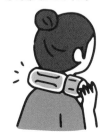

〈 家中预防感染的措施 〉

为预防家庭内的感染，下面介绍了一些在家就能做的预防感染的措施。
希望大家将其当成日常生活中的习惯，而不仅仅是在感染流行期实行。

措施1　洗手

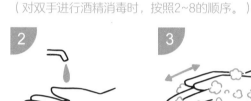

污垢容易在指甲周围残留。双手各处打上肥皂，不要
遗漏任何死角。
（对双手进行酒精消毒时，按照2~8的顺序。）

1

用流动的清水湿润双手

用流水认真湿润双手，以
便肥皂成分渗透。

2

打肥皂

在手掌心打上适量的肥皂
或洗手液。

3

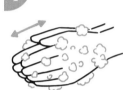

两只手掌互相搓

两只手掌互相搓，充分打
出肥皂泡。

4

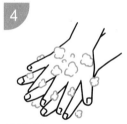

洗手背

手心与手背叠在一起，用上
面的手心洗下面的手背。

5

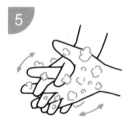

洗手指缝

两手掌心相对，手指交错，
清洗指缝。

6

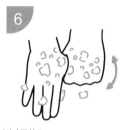

洗拇指

一只手握住另一只手的拇
指，一边旋转一边洗。

7

洗指尖、指甲

在一只手的掌心搓洗另一
只手的指尖和指甲。

8

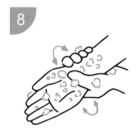

洗手腕

用一只手握住并搓洗另一
只手的手腕。

9

用流动的清水冲洗

用流动的清水充分冲洗肥皂。

*从步骤1到步骤9要用20秒。

家中要尽可能地经常通风换气，减少空气中病毒的数量，以降低感染风险。这里教给大家高效换气的方法。

将房间内的空气换成室外的空气，能排出室内空气中的病毒。只打开一处窗户无法有效地换气，要打开房间中相对的门窗。这样才能形成空气的对流，才能高效通风。

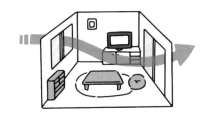

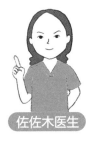

打开两处门窗，让空气对流。

佐佐木医生

措施3　对共用的物品进行消毒

不了解正确的消毒方法，即使实施了消毒，也达不到充分的效果，反而可能扩大感染。

杯子、毛巾等家人不会共用，但门把手、遥控器、马桶坐垫等大家都接触的物品要定期进行消毒。用医用酒精喷洒消毒，不仅容易形成酒精斑，消毒所需的充分剂量也无法均匀分布在对象物上，还有可能引发火灾。因此，擦拭为宜。

只喷洒医用酒精无法充分消毒。

关根医生

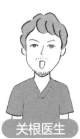

措施4　垃圾要密封后再扔掉

如果家中有人感染，不仅要注意处理垃圾时对家庭内部环境造成感染，还要留意防止感染处理垃圾的人。

用过的口罩、纸巾等附有病毒的垃圾不要随意丢弃，要装入垃圾袋进行密封处理后扔掉。垃圾袋中进入空气的话，有关人员在处理垃圾时可能会弄破垃圾袋，导致病毒飞散到空气中，因此密封时要注意不让空气进入垃圾袋。

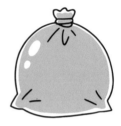

措施5　不要积攒脏衣物

病毒可能残存附着在衣物上，有时会通过脏毛巾或脏衣服等在不知不觉中传播给他人。

虽有病毒附着，但加以洗涤能够去除，因此不需要将病人和其他家人的衣物分开清洗。不过，为减少不经意间的接触，还是不要积攒脏衣物，及时清洗为好。

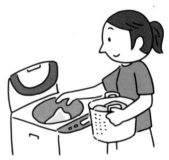

措施6　漱口

虽说仅漱口不能预防感染，但还是请大家学会正确的漱口方法吧。不必用漱口水，只用水漱口即可。

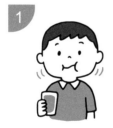

1

含水冲洗口腔

闭上嘴巴，用力"咕噜咕噜"冲洗积攒在口腔内的污垢。

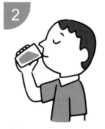

2

吐出漂浮的污垢

漱口15秒，让口中污物浮在水中后再吐出来，然后再含一口水。

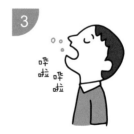

3

仰起头"哗啦哗啦"漱口

仰起头，发出"啊"的声音"哗啦哗啦"地漱口。重复2次。

口罩的材质不同、佩戴方式不同，效果也会有较大差异。使用无纺布口罩可紧贴面部。

防御力高的口罩戴法

即使戴上口罩，若方法错误，病毒仍容易进入口鼻中。鼻子、下巴、脸颊部分容易有缝隙，要认真使其密切贴合。要尽量选择适合自己脸部尺寸的口罩，这点很重要。

戴口罩时不要留缝隙。

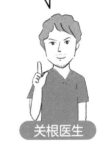

关根医生

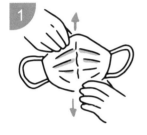

将口罩充分展开

挂在左右耳后，将口罩上下充分展开，覆盖住鼻子和下巴。

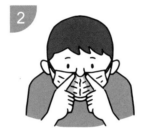

使鼻夹紧贴鼻子

按压口罩上的软条使其适配鼻子的形状、紧贴鼻子。按压面颊使其与口罩密切贴合。

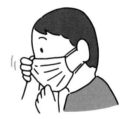

从侧面看到的状态

口罩材质不同，防御力也有差别

口罩防御力从低到高的顺序为聚氨酯口罩、布口罩、无纺布口罩。戴聚氨酯口罩吸入飞沫的概率远高于戴无纺布口罩，差距约为3倍。虽然都不能完全防御病毒，但材质不同，防御力也有差别。

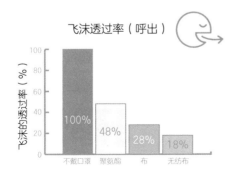

飞沫透过率（呼出）

飞沫的透过率（%）

不戴口罩 100%　聚氨酯 48%　布 28%　无纺布 18%

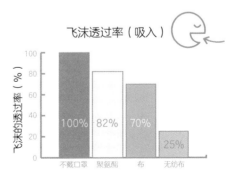

飞沫透过率（吸入）

飞沫的透过率（%）

不戴口罩 100%　聚氨酯 82%　布 70%　无纺布 25%

〈 自我健康检查 〉

这里总结了希望大家留意的身体变化。只要留意与平时不一样的地方，就有可能及早发现疾病！

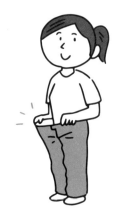

检查1
——/——

体重

为了减肥而关注体重的人很多，不过为了身体管理也要每天检查体重哦。

6个月内出现5%以上的体重增减要注意。特别是没有减肥的情况下，体重却急剧下降至衣服都不合身的程度时，可能是急重症发出的信号，应尽快去医院就诊。

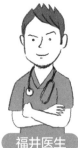

> 如果没有减肥，体重却快速下降，要引起重视。

福井医生

检查2
——/——

血压

高血压会导致患心肌梗死、脑卒中等疾病的风险增高，因此如果连续几天血压值都偏高，要尽早去医院。

为测出正确的数值，测血压时要先坐下来安静1～2分钟后再测。如收缩压在140mmHg以上或舒张压在90mmHg以上，就要去就诊。每天同一条件下测得的血压平均值很重要。如果只有某一天数值偏高，第二天又回到平时的数值，就不需要担心。在医疗机构测量血压，数值一般会比在家测高出5mmHg左右，这一点可作参考。

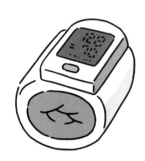

头痛

虽然气压变化、睡眠不足会引起头痛，但有时头痛背后还可能隐藏着某种疾病。为了找到疾病的原因，记头痛日记很重要。

如能想起引发头痛的原因，可以马上记录下来，如"喝咖啡30分钟后""只睡了4小时"等。这些信息能帮助医生做出更准确的诊断，因此去医院的时候要带上。也可以用手机应用记录。

记录内容

- ☐ 哪一天
- ☐ 具体什么时候
- ☐ 头痛程度
- ☐ 有没有服用镇痛药

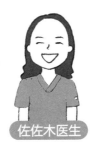

用手机应用记录更方便。

佐佐木医生

月经

记录下月经的开始日期、结束日期，月经周期、天数如有紊乱便可一目了然，有助于发现疾病。

引起月经不调的疾病有很多种，如子宫内膜异位症、子宫肌瘤等。发现月经不调，要尽早去妇产科就诊。掌握自己的月经周期，也便于针对令人难受的PMS（经前期综合征）症状采取对策。

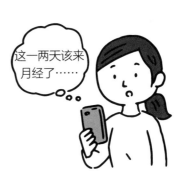

这一两天该来月经了……

后记

　　说起急诊医生，大家是不是觉得我们就像是"天神降临"般，总是冷静、出色地处理着各种紧急病情或帮助在意外事故中受伤的人们？实际上，我们急诊科医生的工作范围除了救治重症病人以外，还包含治疗流感、接受婴儿尿布疹的咨询等。病人本人如果觉得"也许能救个急"而来就诊，那么他也是我们的诊疗对象。因此，接待病人的时候，我们急诊科医生并不会有"非本人专业"的想法，无论是谁，只要有难处，我们都会伸出援手，我们会思考怎样才能帮助病人。"任何人，任何事情，任何时间（Anyone, Anything, Anytime）"是我们的信条，我们致力于无论什么时候、无论是谁，都要全力施展急救治疗的理念。

　　在每一天的诊疗中，我们会面对各种各样的人、各种各样的症状。在这期间，我们深切感受到"告知方法"的重要性。面对同样的疾病、同样的检查结果，如果采取简单易懂的方式告知病人，病人就更容易理解，心态也会更积极。

　　而且，我们还相信，如果能以简单易懂的方式将我们掌握的急救医疗知识教给更多人，就能给更多的人带去幸福。正是抱着这样的想法，我们湘南急诊中心在社交媒体上开设了官方账号，通过发布"1分钟教你急救知识"系列视频的方式向大众介绍各种医疗知识，并编写了这本书。

　　这本书不仅包含了各种生活场景下的急救医疗知识和应对方法，还饱含着急诊科医生祝愿大家平安健康的美好心愿。在这个信息爆炸的社会，我们希望通过这本书能在一定程度上消除大家的不安。

　　最后，祝愿大家每一天都能过得健康幸福。

日本湘南急救中心

关根一朗　寺根亚弥
福井浩之　佐佐木弥生

小儿常见状况及处理方法索引

紧 急 联 系 卡

记录时间　　年　　月　　日

本人姓名

性别　　男　　女　　出生日期　　年　　月　　日

电话　　过敏

本人住址

宿疾

常去的医疗机构名称

电话

▼ 我发生意外时的紧急联系人

① 姓名　　关系（　　）
电话

② 姓名　　关系（　　）
电话

紧 急 联 系 卡

记录时间　　年　　月　　日

本人姓名

性别　　男　　女　　出生日期　　年　　月　　日

电话　　过敏

本人住址

宿疾

常去的医疗机构名称

电话

▼ 我发生意外时的紧急联系人

① 姓名　　关系（　　）
电话

② 姓名　　关系（　　）
电话

紧 急 联 系 卡

记录时间　　年　　月　　日

本人姓名

性别　　男　　女　　出生日期　　年　　月　　日

电话　　过敏

本人住址

宿疾

常去的医疗机构名称

电话

▼ 我发生意外时的紧急联系人

① 姓名　　关系（　　）
电话

② 姓名　　关系（　　）
电话

出门带上"紧急联系卡"吧

发生紧急情况时，为了准确地传达必要的信息，先将前页的紧急联系卡填写好，然后剪下来放入包中，出门时随身携带好。

填写要点 1

紧急联系人电话要填上，
无论白天夜晚都容易接通的号码

尽可能多填几位联系人。第一联系人最好是了解携卡人宿疾及既往病史、工作时间能接电话的人。

填写要点 2

如有宿疾，
应每半年更新一次

不同的宿疾处理方法可能有所不同。随着年龄增长，各种宿疾会有所增加，因此需要定期更新信息。

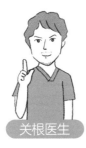

关根医生

带上"紧急联系卡"，发生紧急情况时有助于医生迅速做出反应！

快读·慢活®

《免疫力》

改善肠道环境，增强免疫力，打造抗癌体质!

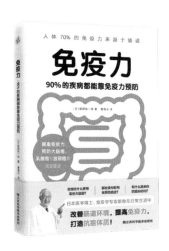

　　要想打造能够击退癌细胞的抗癌体质，关键在于增强免疫力。那该如何增强免疫力呢?

　　日本医学博士、免疫学专家藤田纮一郎首次公开增强免疫力的秘诀。书中以 Q&A 的形式，分析解答了肠道微生物、肠道菌群、肠道环境与人体免疫力之间的关系，并介绍了防癌食材、保健小菜等 18 种饮食方法，笑口常开、细嚼慢咽等 16 种生活习惯，全面讲解了增强免疫力的方法。这些知识简单易懂，方法易操作，让你在日常生活中就能轻松实践，帮你快速增强免疫力，预防大肠癌、乳腺癌和宫颈癌等高发癌症!

　　癌症并不是老年人的专利，随着癌症发病的年轻化，每个人都应该重视它。预防癌症，从增强免疫力开始!

快读·慢活®

　　从出生到少女，到女人，再到成为妈妈，养育下一代，女性在每一个重要时期都需要知识、勇气与独立思考的能力。

　　"快读·慢活®"致力于陪伴女性终身成长，帮助新一代中国女性成长为更好的自己。从生活到职场，从美容护肤、运动健康到育儿、家庭教育、婚姻等各个维度，为中国女性提供全方位的知识支持，让生活更有趣，让育儿更轻松，让家庭生活更美好。